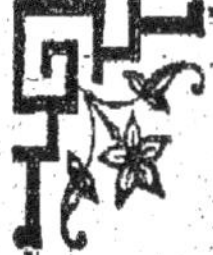

Année 1896

THÈSE

N°

POUR

LE DOCTORAT EN MÉDECINE

Présentée et soutenue le Mercredi 22 juillet 1896, à 1 heure

Par J. DUPAIGNE

Né à Caen (Calvados) le 4 octobre 1870
Ancien externe des hôpitaux
Médaille de bronze de l'Assistance publique

OPOTHÉRAPIE SURRÉNALE

CHEZ LES ADDISONIENS

Président : M. LANDOUZY, *professeur.*

Juges : MM. RECLUS, *professeur.*
NETTER, WIDAL, *agrégés.*

Le Candidat répondra aux questions qui lui seront faites sur les diverses parties de l'enseignement médical.

PARIS

HENRI JOUVE

IMPRIMEUR DE LA FACULTÉ DE MÉDECINE
15, Rue Racine, 15

1896

THÈSE

LE DOCTORAT EN MÉDECINE

Année 1896 # THÈSE N°

POUR

LE DOCTORAT EN MÉDECINE

Présentée et soutenue le Mercredi 22 juillet 1896, à 1 heure

Par J. DUPAIGNE

Né à Caen (Calvados) le 4 octobre 1870
Ancien externe des hôpitaux
Médaille de bronze de l'Assistance publique

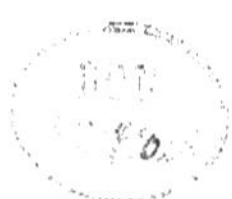

OPOTHÉRAPIE SURRÉNALE

CHEZ LES ADDISONIENS

Président : M. LANDOUZY, *professeur.*

Juges: MM. RECLUS, *professeur.*
NETTER, WIDAL, *agrégés.*

*Le Candidat répondra aux questions qui lui seront faites sur les diverses parties
de l'enseignement médical.*

PARIS

HENRI JOUVE

IMPRIMEUR DE LA FACULTÉ DE MÉDECINE
15, Rue Racine, 15

1896

FACULTÉ DE MÉDECINE DE PARIS

Doyen.	**M. BROUARDEL.**
Professeurs	**MM.**
Anatomie	FARABEUF.
Physiologie	Ch. RICHET.
Physique médicale.	GARIEL.
Chimie organique et chimie minérale.	GAUTIER.
Histoire naturelle médicale.	N.
Pathologie et thérapeutique générales.	BOUCHARD.
Pathologie médicale.	DIEULAFOY. DEBOVE.
Pathologie chirurgicale.	LANNELONGUE.
Anatomie pathologique	CORNIL.
Histologie.	MATHIAS DUVAL
Opérations et appareils.	TERRIER.
Pharmacologie.	POUCHET.
Thérapeutique et matière médicale.	LANDOUZY
Hygiène.	PROUST.
Médecine légale.	BROUARDEL.
Histoire de la médecine et de la chirurgie	LABOULBENE
Pathologie comparée et expérimentale.	STRAUS.
Clinique médicale.	G. SÉE. POTAIN. JACCOUD. HAYEM.
Maladie des enfants.	GRANCHER.
Clinique de pathologie mentale et des maladies de l'encéphale	JOFFROY.
Clinique des maladies cutanées et syphilitiques. .	FOURNIER.
Clinique des maladies du système nerveux. . . .	RAYMOND.
Clinique chirurgicale.	TILLAUX. BERGER. DUPLAY. LE DENTU.
Clinique des maladies des voies urinaires. . . .	GUYON.
Clinique ophthalmologique.	PANAS.
Clinique d'accouchements.	TARNIER. PINARD.

Professeur honoraire
M. PAJOT.
Agrégés en exercice.

MM.

ACHARD	GAUCHER	MARIE	SEBILEAU
ALBARRAN	GILBERT	MÉNÉTRIER	THIERRY
ANDRE	GILLES DE LA	NELATON	THOINOT
BAR	TOURETTE	NETTER.	TUFFIER
BONNAIRE	GLEY	POIRIER, chef des	VARNIER
BROCA	HARTMANN	travaux anatomi-	WALTHER
CHANTEMESSE	HEIM	ques.	WEISS
CHARRIN	LEJARS	RETTERER	WIDAL
CHASSEVANT	LETULLE	RICARD	WURTZ
DELBET	MARFAN	ROGER	

Secrétaire de la Faculté: M. Ch. PUPIN.

INTRODUCTION

Nous avons observé, pendant notre externat chez
M. H. Barth, une malade présentant le syndrôme addisonien pur, sans complication de cachexie tuberculeuse (1).

Après des contradictions et des fluctuations diverses,
l'opinion actuelle admet généralement, dans la pathogénie
de la maladie bronzée, l'insuffisance fonctionnelle des
glandes surrénales, que cette insuffisance ait sa raison
dans une lésion plus ou moins étendue ou dans toute
autre cause.

À notre époque, où deux découvertes aussi fécondes
en promesses qu'en résultats, la sérothérapie et l'opothérapie (2), se partagent la vogue de l'opinion, dans tout le

---

1. Les addisoniens, malades rares, sont encore plus rarement in-
demnes de tuberculose grave.

2. M. le professeur Landouzy a créé ce mot (de ὀπός, suc, jus, hu-
meur de tissu, tissu) pour son cours de thérapeutique, et l'a expli-
qué à sa leçon d'ouverture en novembre 1895. Ce terme s'applique à
toutes « les médications qui mettent en œuvre, comme agents de
matière médicale, les sucs empruntés aux tissus animaux ou hu-
mains, les tissus eux-mêmes... »

monde médical et même jusque dans le monde extra-médical, une tentative d'opothérapie s'imposait à nous, d'autant plus que nous avions connaissance de quelques tentatives antérieures.

Quelques recherches bibliographiques, que nous avons faites à l'occasion de cette observation d'une maladie rare, nous ont paru intéressantes à résumer. Cette étude, où nous invoquons surtout l'opinion des auteurs les plus autorisés, n'a qu'un seul but, celui de montrer la légitimité de la thérapeutique dont nous venons de parler.

Que s'il semble prématuré de notre part de prendre, dans le courant de ce travail, franchement parti pour une opinion, alors qu'il s'agit d'un chapitre de pathologie encore peu exploré, fort discuté et où l'inconnu tient une large part, nous croyons être néanmoins plus utile en le faisant qu'en restant neutre. Quand bien même cette opinion contiendrait une certaine part d'erreurs, elle a l'avantage, d'abord d'être appuyée par des hommes de la plus grande valeur scientifique, puis d'ouvrir l'horizon des recherches, en se traçant une voie d'après des données solidement acquises, ce qui constitue toute la force des hypothèses.

« Les idées préconçues, disait le grand Pasteur, soumises au contrôle sévère de l'expérimentation, sont la flamme vivifiante des sciences d'observation; les idées fixes en sont le danger ».

Adressons ici nos témoignages de respectueuse reconnaissance et de constante admiration à nos maîtres dans les hôpitaux.

M. Ferrand, membre de l'Académie de médecine, médecin de l'Hôtel-Dieu, qui nous a donné les premiers enseignements et a dirigé les débuts de nos études.

M. Léon Labbé, professeur agrégé, membre de l'Académie de médecine, qui, pendant notre année d'externat dans son service, nous a donné l'appui de sa science chirurgicale de premier ordre.

M. H. Barth, de qui nous tenons le meilleur et le plus solide de notre éducation médicale, et dont les quotidiennes leçons ont été accompagnées de la plus amicale bienveillance.

M. P. Michaux qui, en outre de ses leçons si intéressantes et si agréables, a dirigé avec la constance et la sollicitude d'un ami toutes nos études de pathologie externe.

MM. Gombault, Lermoyez, Lebreton, Achard, qui nous ont aidé de leurs conseils dans les courts moments que nous avons passé avec eux.

M. Bar, agrégé et M. Dubrisay, dont nous avons apprécié la grande bienveillance pendant notre stage d'accouchements.

Nous remercions bien vivement ceux qui nous ont aidé dans la rédaction de ce travail :

M. Paul Langlois, chef du laboratoire de physiologie à la Faculté, qui a plus que tout autre contribué à l'avancement de la question des fonctions surrénales, et nous a guidé de ses conseils et personnellement aidé dans les expériences de laboratoire et leur interprétation, ce qui est pour nous un grand honneur.

M. Pierre Marie, agrégé, MM. Barthelémy, Béclère et

Darier, auxquels nous devons des observations intéressantes ou d'importants avis.

Nous adressons particulièrement nos remerciements à
notre ami, M. Auguste Pettit, docteur ès-sciences naturelles, pour les travaux personnels qu'il nous a communi-
qués, et son obligeant concours au laboratoire de Nec-
ker.

Que M. le professeur Landouzy veuille bien accepter
l'expression de notre reconnaissance pour le grand honneur qu'il nous fait en acceptant la présidence de cette
thèse.

PREMIÈRE PARTIE (1)

Théories pathogéniques de la maladie.

Depuis le mémoire d'Addison (2) ou du moins depuis
l'année qui suivit, l'opinion pathogénique, au sujet des
symptômes désignés depuis sous le nom de maladie bronzée ou de maladie d'Addison, se trouva partagée entre
plusieurs *théories*. Ce désaccord était fatal. Quand l'auteur eut parlé des lésions des capsules surrénales, quelques cliniciens ne tardèrent pas à publier un petit nombre d'observations où aucune lésion n'était signalée, et

1. Nous ne donnerons dans ce travail ni la description clinique des
symptômes et des accidents addisoniens, ni l'anatomie pathologique,
ni le diagnostic. Nos résumés historiques, exclusivement consacrés
aux points de vue qui nous intéressent, n'auront pas la prétention
d'être complets. Ces chapitres se trouvent suffisamment développés
dans les thèses précédant la nôtre, et dans tous les traités de pathologie, particulièrement dans les excellents articles de Brault (*Traité
de médecine de Charcot et Bouchard*) et de Wurtz (*Manuel de
médecine de Debove et Achard*).

2. Addison. *On the constitutional and local effects of disease of
the suprarenal capsules.* Lond., 1855.

Addison lui-même en publia une l'année suivante, où il constata une lésion non des capsules surrénales, mais des ganglions semi-lunaires.

Il fut donc lui-même, involontairement, le promoteur de deux théories, qui se combattirent fort longtemps et qui ont encore leurs représentants :

— La théorie capsulaire, alors bien incomplète et pendant bien des années à peine ébauchée, attribuant aux capsules surrénales un rôle inconnu, mais très important, dont l'arrêt ou la suppression engendre les troubles décrits.

— La théorie nerveuse qui attribua les accidents à des lésions nerveuses, localisées dans les ganglions semi-lunaires, ou dans les filets du sympathique abdominal, ou les ganglions du sympathique, le plexus solaire, les filets nerveux péri-capsulaires, la moelle et même le bulbe.

La division était encore accrue par les résultats des expériences physiologiques. Brown-Séquard qui, dès 1856 démontra le premier que les glandes surrénales sont des organes nécessaires à la vie (1), crut pouvoir annoncer qu'elles étaient chargées de neutraliser, par leur action sur le sang, une fonction pigmentogène, et que leur destruction ou leur lésion favorisait l'accumulation du pigment, soit dans le sang, soit dans divers organes.

Cette opinion, malheureusement prématurée, fut contredite par les contemporains et fit jeter un discrédit immérité sur ses autres expériences qui avaient une valeur définitive.

1. Brown-Séquard. *Comptes rend. Acad. Sciences*, 1856, XLIII, p. 22. *Monit. des hôp.*, Paris. 1857, V, p. 139. *Journ. de physiol.*, 1858, I, 160.

En 1856, Hutchinson formule ces deux propositions :

1° Il n'y a pas de pigmentation anormale sans lésion capsulaire;

2° Il n'y a pas de lésion capsulaire sans pigmentation anormale.

Cette opinion d'un absolutisme invraisemblable suscita aussitôt des oppositions énergiques.

D'autre part les résultats des expériences de Brown-Séquard étaient combattues par des auteurs dont on ne s'occupe plus aujourd'hui, malgré leurs mérites, leurs procédés étant entachés d'erreurs.

Notons pourtant que l'un des plus cités, Philippeaux (1) affirmait aussi que les animaux thyroïdectomisés ne 'présentaient pas les troubles décrits par Schiff en 1856 et universellement constatés depuis 1882 (2).

La théorie capsulaire, bien que seule doublement appuyée sur des faits anatomo-pathologiques et physiologiques, était donc fortement battue en brèche, et la théorie nerveuse, solidement étudiée et édifiée, se constitua assez vite avec Schmidt, Mattei, Martineau (3), Jaccoud (4) son principal promoteur, Kölliker et Wirchow, qui apportèrent d'importantes opinions anatomo-pathologiques ; Lancereaux (5), Alezais et Arnaud (6), qui édifièrent une

1. Philippeaux. *Union méd.*, 1857. *C. R. Ac. Sc.* 1858.

2. Voir Guiart. *Etude sur la glande thyroïde dans la série des vertébrés*, Paris, 1896.

3. Martineau. Thèse. Paris, 1863.

4. Jaccoud. *Dict. de méd.*, 1866.

5. Lancereaux. *Arch. gén. de méd.*, 1890.

6. Alezais et Arnaud. *Revue méd.*, 1891. *Soc. de biol.*, 1892.

théorie sur les rapports de causalité entre les lésions capsulaires et les lésions nerveuses ; Brault, Perruchet et Raymond (1), qui publièrent des observations très documentées.

Malgré l'autorité des noms et l'éloquence des arguments, le public médical n'était pas convaincu, surtout parce que les physiologistes apportaient chaque jour des expériences plus importantes sur les fonctions surrénales.

Quand deux opinions opposées se disputent la faveur de la science, il est rare que l'éclectisme ne se manifeste au bout d'un certain temps. Au cas qui nous occupe, l'éclectisme a consisté à dire, comme Nadaud :

> Vous avez raison tous les deux,
> Mais vous avez tort l'un et l'autre.

et à en tirer une conclusion plus ou moins ferme.

Un bon exemple est la thèse de Dufour (2) qui trouve dans l'action, sur les centres nerveux, des toxines accumulées lors de l'absence ou de la diminution de fonction des capsules, le trait d'union tant désiré entre les deux théories adverses.

La question néanmoins a évolué sur un terrain plus large ; il n'est que d'un intérêt médiocre de faire la paix entre deux rivaux, et mieux vaut s'occuper exclusivement de science.

Est-il logique de vouloir trouver exclusivement dans le système nerveux les perturbations qui se traduisent par

1. Brault et Perruchet. *Sem. méd.*, 1892, p. 237. Raymond. *Arch. de phys.*, 1892, p. 429. *Soc. méd. des hôp.*, 1892.
2. Dufour. Thèse de Paris. Avril 1894.

le syndrome? L'anatomie pathologique seule conduit à
cette idée, car l'analyse des symptômes n'est pas si per-
suasive. Nous tâcherons du moins de le montrer.

Le professeur Jaccoud, développant et perfectionnant
les idées de Martineau, considérait d'une part les rapports
étroits entre la capsule surrénale et le système nerveux:
— extrême *sensibilité* de ces organes dans les expériences
physiologiques, — nombreux filets sympathiques de Berg-
mann, — opinions de Leydig (1852), de Kölliker (1856),
de Virchow, qui faisaient de la capsule un organe de nature et de fonctions nerveuses; — et d'autre part les symptômes évoluant parfois « en l'absence de toute lésion viscérale », — l'asthénie s'expliquant par un appel incessant du
sympathique lésé au centre cérébro-spinal, qui doit suppléer à ce manque d'énergie propre, et finalement se
trouver, par surcroît de travail, épuisé à son tour; — les
troubles gastro-intestinaux se présentant, comme ceux
de la péritonite, sans lésion du tube digestif, et paraissant
pour cette raison d'ordre réflexe; — les douleurs ne cor-
respondant à aucun trouble organique et ayant des caractères de névralgies; — et surtout la pigmentation résul-
tant « d'un travail morbide d'ordre trophique qui a lieu
sur place » puisque la peau est intacte partout ailleurs;

Et il en concluait que l'irritation prolongée du système
nerveux doit seule être mise en cause, car ces divers
symptômes ont une physionomie nerveuse, et d'ailleurs
des observations incontestables ont montré des altérations
du sympathique abdominal.

La théorie a reçu depuis maint développement, mais
n'a varié que dans les détails. M. Lancereaux a précisé

le genre de lésions le plus souvent observées, lésions surtout de nature irritative, amenant rarement la destruction ; M. le professeur Raymond a exposé dans un travail original (1) et dans une thèse qu'il a inspirée à M. Guay (2), une théorie de la pigmentation décrivant, dans la peau et les muqueuses, la fonction de cellules chromoblastes régies directement par des nerfs spéciaux, fonction analogue à celle que l'on trouve chez les batraciens. Des recherches histologiques d'une grande valeur ont d'ailleurs modifié ces idées.

Pour la localisation relativement fréquente des lésions surrénales, l'explication est toute naturelle, en admettant que ces organes sont de nature et de fonction nerveuses (nous verrons ce qu'il faut en penser).

Quand même on ne l'admettrait pas, il reste cette explication que l'inflammation s'étend par le voisinage des lésions aux nombreux filets qui relient les capsules au sympathique abdominal.

Mais l'argument initial, l'argument *ad hominem*, le plus souvent reproduit, reste celui-ci : quand bien même on apporterait un grand nombre d'observations relatant des lésions surrénales, il suffit d'un cas bien authentique où les capsules soient trouvées saines pour mettre ces organes hors de cause.

Or, il existe plusieurs observations de cette nature. Il en existe même deux où les capsules n'étaient pas à

1. Raymond. *loc. cit.*
2. Guay. Thèse de Paris, janv. 1893.

leur place, ce que l'on a traduit par « absence congénitale (1). »

On y ajoute comme corollaire, que les capsules ont

1. Ces deux cas sont cités par Lewin sur une statistique de 800
malades.

L'ectopie des glandes surrénales a été plusieurs fois constatée.
Nous avons entendu le témoignage de deux hommes des plus autorisés affirmant qu'il n'y a pas d'exemple authentique d'absence congénitale vraie : malheureusement ce sont des communications orales
que nous ne pouvons appuyer sur aucun texte. Mais voici un extrait
de l'ouvrage de H. Rolleston (conférence sur les corps surrénaux,
faite devant le collège royal des physiciens de Londres, *in Brit. med.
Journal*, 23 et 30 mars, 6 avril 1895).

« Restes » surrénaux.

« Au lieu d'être dans le tissu connectif lâche, les corps surrénaux
accessoires peuvent se trouver inclus dans les reins ou le foie, et on
les appelle souvent « restes » surrénaux... Schmorl enregistre quatre cas de restes surrénaux dans 510 examens du foie... Dans les
reins ils paraissent sous deux formes :

1° Le plus souvent, de petites masses rondes enfouies dans le cor-
tex, ayant si souvent subi la dégénérescence graisseuse qu'on les a
appelées « lipomes rénaux »... Histologiquement, ils sont conformes
à l'un des types des trois zônes de la substance corticale capsulaire,
et même à la substance médullaire.

2° Des disques aplatis de tissu surrénal, où les deux substances
sont représentées, placés tantôt en dedans, tantôt en dehors de la
capsule fibreuse du rein. »

Weinberg a aussi relaté un cas d'ectopie intra-rénale des capsules,
et a donné la preuve histologique (Voir société anat., 1er février
1895).

Il ne suffit donc pas de ne pas trouver les glandes surrénales à
leur place pour affirmer qu'elles sont congénitalement absentes.

été trouvées plusieurs fois malades sans qu'on ait constaté pendant la vie le syndrome addisonien complet.

Il reste encore les nombreuses expériences physiologiques. On objecte que les phénomènes observés chez les animaux après l'ablation des capsules ne sont pas identiques aux symptômes addisoniens; d'abord on n'a pas reproduit la pigmentation d'une façon bien évidente; puis l'asthénie des malades ne va pas jusqu'à la paralysie, comme on le constate chez les animaux.

Comme épilogue à ces arguments qui ont évolué pendant trente ans, M. Guay conclut de son étude que « les expériences physiologiques n'ont pas tardé à contredire » l'hypothèsecapsulaire.

Nous montrerons facilement que ce langage eût été plutôt admissible du temps de Martineau qu'en 1893.

Quelle que soit l'importance de l'anatomie pathologique dans l'étude de la causalité, nous pensons néanmoins qu'on lui a fait jouer, dans ce cas particulier, un rôle trop absolu.

Depuis les premiers travaux, le plus grand nombre des auteurs ont été portés à rechercher le caractère spécifique de l'affection et à la classer dans le cadre nosologique à côté des maladies à caractère ou à cycle parfaitement défini, comme la diphtérie ou le tabès.

Aidée de la clinique, l'anatomie pathologique a parfaitement mis en lumière la lésion des cordons postérieurs qui produit le tabès; mais elle a pu contrôler que le tabès n'est pas produit par les lésions localisées ailleurs, et a complété ce contrôle par la détermination des symptômes produits par ces autres localisations.

Il en est tout autrement pour la maladie d'Addison ; les lésions, tantôt caséeuses, tantôt congestives, tantôt scléreuses, tantôt atrophiques, se sont trouvées aussi bien sur les filets que sur les ganglions, dans les nerfs péri-capsulaires que dans d'autres plus éloignés des capsules, dans une partie de l'abdomen que dans tout le système splanchnique, et l'observation de Kalindero et Babès constatant des lésions de la moelle et des racines antérieures, loin d'apporter un peu de lumière à la question, ne fait que l'embrouiller davantage (1).

A propos de ces lésions, d'ailleurs, on peut objecter à la théorie nerveuse le même argument dont elle s'est servie souvent : il y a plusieurs observations authentiques, dans lesquelles le système sympathique est déclaré normal. Et comme corollaire, on pourrait ajouter que le sympathique abdominal, et en particulier le plexus solaire et les ganglions semi-lunaires, le plus souvent incriminés pour le cas actuel, ont été trouvés altérés ou atrophiés chez des gens qui n'avaient présenté aucun des symptômes de la triade d'Addison (2).

1. Acad. de méd., février 1889. L'observation note aussi des altérations dans les deux capsules.

2. Voir, par exemple, les observations de diabète à lésions nerveuses, de Pavy, Thiroloix, cités par Sorel, *Thèse de Paris*, 1894. Il y a de nombreux exemples de lésions chroniques du sympathique abdominal, par caséifications ganglionnaires, tuberculose rénale, affections chirurgicales du rein, carie spinale, anévrysme abdominal, etc., qui rentrent dans ce cas.

Mais, nous objectera-t-on, niez-vous les cas qui ne présentent pas d'altérations capsulaires? Non, certes; aussi ne fait-on pas du syndrome le synonyme de tuberculose surrénale, comme quelques-uns l'ont prétendu; dans les chapitres suivants nous montrerons que tous les accidents sont imputables à l'insuffisance des fonctions des glandes surrénales. L'insuffisance des fonctions ne préjuge rien au sujet de la cause, qui peut être aussi bien fonctionnelle qu'organique, et nous verrons que les organes en apparence sains peuvent bien être fonctionnellement insuffisants.

Ce n'est pas d'ailleurs, selon nous, un bon système que de conclure du manque de coïncidence constante entre une lésion et un symptôme, au défaut de rapport pathogénique entre l'un et l'autre. Si l'on généralisait ce raisonnement, on serait conduit, — par les cas de destruction du pancréas sans diabète, ceux d'athérome des artères coronaires sans angine de poitrine, de maladie de Graves sans augmentation de volume du corps thyroïde, et autres faits du même genre, — à nier les relations entre ces phénomènes, relations qui sont pourtant admises par la grande majorité des cliniciens.

Examinons les raisons invoquées en dehors de l'anatomie pathologique.

D'abord se présente une question importante à cause de l'actualité, celle de la nature nerveuse des capsules surrénales.

Ce n'est point notre tâche, hâtons-nous de le dire; nous nous appuierons exclusivement sur le travail le plus autorisé (1), la thèse toute récente de doctorat ès-sciences naturelles de notre collègue et ami M. Auguste Pettit (2).

Ecker (1846) décrivit des utricules glandulaires closes renfermant une masse granuleuse parsemée de noyaux.

Cette opinion glandulaire fut longtemps combattue. Leydig (1853) affirma nettement l'opinion contraire : « Ces organes, qu'on a considérés comme des glandes vasculaires sanguines, doivent être placés dans le système nerveux ».

Kolliker et Virchow soutinrent la même opinion et décrivirent des cellules ganglionnaires nerveuses. Harley (1858) est auss très affirmatif sur ce point, et l'opinion domina chez les histologiques qui perfectionnèrent les procédés d'investigation.

En 1871 Eberth revint sur les idées d'Ecker, et depuis lors, bien que les éléments nerveux aient été scientifiquement constatés, leur indépendance vis à vis des autres éléments est de plus en plus reconnue.

Mais les éléments nerveux sont seuls encore précisémen décrits : pour le parenchyme, rien de bien saillant n'est ajouté aux enseignements d'Ecker, sauf pour l'histogénie, car l'embryologie générale a fait des rapides progrès, et Balfour (1881), Gottschau (1883) Mihalcovics (1885), Rabl (1888), précisent les origines des divers éléments.

Cependant, comme la théorie nerveuse jouit d'une grande faveur, Alezais et Arnaud (1889-1891) proposent, pour l'étayer, d'expliquer la participation des capsules dans la genèse des lésions addisoniennes par l'extension de leur maladie, le plus fréquemment la tuberculose, aux nombreux ganglions nerveux

1. Les travaux antérieurs ont tous été étudiés et commentés par l'auteur de celui-ci.

2. A. Pettit, thèse de la faculté ès-sciences de Paris, 16 juin 1896.

sympathiques situés dans l'épaisseur de la capsule fibreuse. Ici la théorie nerveuse si intransigeante, admet la plus grande fréquence des lésions surrénales.

Ces idées sont encore soutenues par les études d'histologie précise de Fusari (1891) (1) et de Dogiel.

Enfin Rabl découvre, dans la substance corticale, des cylindres « tapissés par une couche de cellules limitant une lumière centrale ». — Pfaundler et Manasse décrivent aussi une lumière au centre des cylindres corticaux.

« En résumé, malgré de très importantes acquisitions dans le domaine anatomique, il faut reconnaître que les résultats obtenus par les auteurs ne nous éclairent guère sur le rôle pysiologique des capsules, et ne peuvent pas davantage servir à comprendre les phénomènes découverts par les histologistes modernes » (2).

Après des recherches patientes et très étendues poursuivies pendant plusieurs années dans toute la série des vertébrés, mammifères et sauropsidés, au point de vue de l'anatomie comparée, « suivant l'exemple de Cuvier

1. *De la terminaison des fibres nerveuses dans les C. S. des mammifères. Arch. ital. de biol.*, XVI, I, 191,

2. Pettit, page 6-13. La nature glandulaire des capsules surrénales est donc restée seulement soupçonnée jusqu'à présent. Néanmoins elle était admise par avance, par beaucoup d'auteurs, depuis les remarquables communications de Brown-Séquard (1889 et années suivantes. Voir *Arch. de physiol.*, juillet 1891) relatives à la sécrétion interne des glandes, à propos de ses expériences universellement connues. Le nom de glandes vasculaires sanguines est depuis longtemps appliqué aux organes auxquels on attribue une fonction modificatrice sur le sang, sans connaître encore leur nature histologique réelle.

qui croyait qu'il était probablement réservé à l'anatomie comparée d'expliquer le véritable usage des capsules surrénales », et plus particulièrement chez les téléostéens et l'anguille, au point de vue histologique et physiologique, M. Pettit arrive aux conclusions précises et formelles que voici :

1° La capsule surrénale est une glande au sens propre du mot;

2° Elle est le siège de phénomènes sécrétoires se traduisant par des processus histologiques;

3° Elle doit prendre place dans la série des glandes closes à côté du corps thyroïde (1).

Déjà depuis 1894, M. Pettit avait annoncé les résultats de ses études dans plusieurs notes. Voici un extrait de sa communication à la Société de biologie du 21 mars 1896, qui suffira amplement au lecteur (2).

« Chez l'Anguille, la glande surrénale est entièrement constituée par une série de cylindres irréguliers limités par du tissu conjonctif; dans l'intervalle de ces derniers circulent de nombreux vaisseaux; l'ensemble est enveloppé dans une capsule conjonctive résistante.

« Chaque cylindre est tapissé (surface interne) par un épithélium columinaire, limitant une cavité centrale; ces cellules à l'état normal sont réparties à peu près uniformément sur une

1. Le public médical est bien renseigné au sujet de la nature glandulaire du corps thyroïde depuis le mémoire de Guiart (*loc. cit.*), qui est un très bon compte-rendu des travaux de Gley.

2. Ces observations ont dans la thèse un développement trop long pour que nous puissions les rapporter ici.

Dupaigne   4 seule rangée ; elles ont en moyenne une hauteur de 15 à 20 μ possèdent un noyau bien développé renfermant un nucléole volumineux.

« Sur les coupes, on constate que certains de ces éléments subissent une évolution particulière ; leur protoplasma s'accroît, devient plus clair et vient faire saillie dans la lumière du cylindre, finalement la cellule tout entière (noyau et protoplasma) tombe dans la cavité centrale. Certains de ces cylindre peuvent ainsi être remplis d'un magma amorphe parsemé de noyaux à divers états de régression ; la quantité de ces productions est d'ailleurs sujette, suivant les différents points envisagés, à de très grandes variations.

En un mot, la cellule du cylindre surrénal subit une évolution qui aboutit à la formation de produits s'accumulant dans la cavité centrale.

Afin de démontrer la réalité de ces processus, j'ai répété sur l'anguille l'expérience pratiquée pour la première fois par H. Stilling (1) chez le lapin.

Sur deux de ces poissons, j'ai extirpé l'une des glandes surrénales ; quelques semaines après (2), j'ai sacrifié les animaux et j'ai étudié au microscope les capsules surrénales laissées en place ; j'ai pu alors constater les modifications suivantes :

1° Les vaisseaux qui entourent les cylindres ont subi une augmentation de volume remarquable (en moyenne dans la proportion de 1 à 4, parfois même dans une proportion sensiblement supérieure) ;

2° Les cylindres surrénaux présentent sur les coupes, au lieu d'une seule couche de cellules, au moins deux et souvent trois

---

1. *Revue de médecine*, 1888.

2. Le premier animal a été tué 47 jours ; le second, 107 jours après l'opération.

rangées de ces éléments ; en moyenne, ces cellules ont une hauteur de 35 µ, c'est-à-dire près du double de la hauteur normale ;

3° On constate que de nombreuses cellules font saillie dans la lumière du cylindre ; elles sont fréquemment groupées en chapelets de deux à trois éléments qui se projettent dans la cavité centrale ;

4° La régression des produits élaborés est plus rapide qu'à l'état normal.

« De l'ensemble de ces faits, on peut conclure que, à la suite de l'extirpation d'une glande surrénale, l'organe laissé en place présente une hypertrophie compensatrice ; H. Stilling avait déjà fait cette constatation chez le lapin en mettant en lumière l'augmentation macroscopique de volume et la pléthore sanguine de la glande surrénale fonctionnant seule. Toutefois, il convient de remarquer que cette intéressante observation de H. Stilling doit être complétée par la notion suivante : l'hypertrophie consécutive à l'ablation d'une des glandes surrénales est une *hypertrophie compensatrice fonctionnelle* se traduisant par un accroissement cellulaire anormal et une activité physiologique plus considérable (2).

Enfin, par des considérations d'anatomie comparée appuyées sur ses travaux personnels et sur tous les travaux antérieurs, Pettit considère la capsule surrénale de l'anguille comme représentant la structure typique de cette espèce de glande chez les animaux supérieurs et chez l'homme (*th. cit.*, p. 101).

Pour l'interprétation des symptômes, il ne faut pas croire que nous soyons disposé à rejeter toute participa-

1. *Loc. cit.*

2 Société de biologie, 1896, p. 320.

tion nerveuse. Il est bien certain que tous les phénomènes vitaux, tant normaux que pathologiques, sont réglés
par le système nerveux, et qu'un appareil ne saurait vivre seul, pas plus qu'un membre séparé du tronc. Mais
de là à voir dans le syndrome addisonien, le résultat
d'une maladie nerveuse essentielle, il y a loin.

Pour expliquer l'asthénie, il a fallu invoquer un singu-
lier mécanisme ; le sympathique serait-il donc le réservoir
de l'énergie musculaire à tel point que tout le système
cérébro-spinal fût impuissant à en produire autant?

Si la communication entre la cellule motrice et le muscle existe, le centre fournit l'excitation, le muscle fournit
la contraction.

Si l'appel d'énergie peut être fait au centre cérébro-
spinal, la communication entre ce centre et le muscle persiste, et le système cérébro-spinal peut contenir suffisamment d'énergie pour produire des excitations.

A quoi sert cet appel d'énergie, quand le muscle, qui
n'a pas besoin d'autre chose que de l'excitation doit trouver en son organisme la puissance contractile?

La fatigue musculaire, qui arrive très vite, trop vite,
n'est pas fonction de l'insuffisance du centre, mais de
l'insuffisance de réaction de l'organe contractile.

Il est vrai qu'à l'époque de la première édition du dic-
tionnaire Jaccoud, les expériences d'Abelous, de Langlois, d'Albanese, de Stilling n'étaient pas encore faites,
et que la valeur de celles de Brown-Séquard était mécon-
nue, mais depuis...

Pourquoi les troubles gastro-intestinaux appartiennent-
ils à une maladie essentielle des nerfs dans ce cas plutôt

que dans une intoxication banale ? Il ne viendra jamais à personne l'idée de nier que des vomissements survenant après une injection de morphine à trop forte dose aient emprunté la voie nerveuse dans leur genèse. Mais on ne dira pas que la morphine ait agi en déterminant un processus irritatif local soit sur les nerfs soit sur les ganglions nerveux.

Toute autre intoxication est comparable au cas présent : et dans toute intoxication, personne ne fait difficulté d'admettre le rôle du système nerveux dans la transmission et la différenciation des phénomènes.

Rolleston (1) fait justement observer que les symptômes n'apparaissent pas dans l'ordre des lésions nerveuses. Pourquoi les convulsions, qui sont, aussi bien que les vomissements, d'ordre réflexe, apparaissent-elles à la période ultime, quand on les attendrait naturellement à l'époque des lésions ?

Non seulement la part du système nerveux est implicitement reconnue ici comme dans toute affection à symptômes généraux, mais au cas qui nous occupe elle devra être déterminée de plus en plus exactement à mesure que nos connaissances s'étendront.

Elle est notamment obscure pour ce qui concerne la pigmentation. En quoi l'intervention pathologique du sympathique est-elle nécessaire pour expliquer ce phénomène ?

Jamais les expériences n'ont pu la reproduire.

1. *Op. cit.*

Brown-Séquard (1) avait vu des animaux mourir 24 heures après l'incision des ganglions semi-lunaires, ou après la section du sympatique au voisinage des reins; mais il ne constata aucun trouble de la coloration cutanée.

Schiff fit mieux encore. Il enleva chez le chien le sympathique abdominal jusqu'à la région pelvienne, les ganglions cœliaques, les ganglions semi-lunaires, et les animaux survécurent très bien à l'opération. Les premiers jours ils paraissaient un peu souffrants, ils restaient sans manger; puis ils recommençaient à se bien porter.

De même, il coupa chez des grenouilles tous les nerfs qui vont de la moelle et du sympathique aux reins, aux capsules surrénales, aux organes génitaux et au rectum ; le seul symptôme observé a été une abondante sécrétion urinaire.

Munk et Klebs (2), par l'ablation du plexus solaire, ont reproduit la glycosurie et non la pigmentaion.

Dans d'autres maladies du système sympathique, comme nous l'avons dit, la pigmentation ne se produit pas.

Enfin, dans bien d'autres cas de pigmentation anormale, par exemple dans l'impaludisme, le diabète bronzé, la pellagre, la grossesse, la phtiriase ou maladie des vagabonds, qui donne un aspect très analogue à celui des

1. M. Gourfein (*Revue médicale de la Suisse Romande*, 20 mars 1896, p. 113) a cité ces expériences de Brown-Séquard et de Schiff, à propos de la physiologie des capsules surrénales; nous les lui empruntons pour ce cas auxquelles elles s'appliquent tout aussi bien.

2. Sorel. *Op. cit.*

addisoniens, l'intoxication arsenicale, on ne peut spécifier
et localiser aucune irritation nerveuse sympathique. Tout
ce que l'on peut affirmer maintenant, c'est que la distri-
bution du pigment est sous la dépendance d'une action
trophique, comme la nutrition en général de toutes les
parties du corps.

Nous verrons, dans une partie de cette étude, que cette
action trophique peut être modifiée par des causes variées,
mais il n'est pas permis de conclure de la présence d'un
trouble pigmentaire à une lésion nerveuse centrale, et
nous ne saurions expliquer de quelle manière M. Chauffard, dans sa leçon si remarquable, faite à l'hôpital
Laënnec (1) st sur laquelle nous reviendrons, commente
cette partie de la conclusion : « La pigmentation n'est pas
d'ordre toxique... Il faut la participation des ganglions
nerveux sympathiques... Le syndrome addisonien implique une double lésion, glandulaire et nervo-irritative. Si
une seule prédomine, on a des cas de tuberculose sans
mélanodermie, ou de mélanodermie sans dégénérescence
capsulaire ».

Il est pourtant incontestable qu'on a trouvé fréquemment des lésions nerveuses. Que signifient-elles, si leur
action causale sur le syndrome n'a été prouvée ni par la
clinique, ni par la physiologie ?

A nos yeux, sur ce point comme sur les autres, la clinique et la physiologie apportent le plus grand appui à la
conception de l'insuffisance capsulaire.

Outre que la tuberculose viscérale peut bien s'attaquer

---

1. Chauffard. leçon clinique, *in semaine médicale*. 1894, p. 74,

simultanément aux glandes et aux nerfs et ganglions
nerveux de l'abdomen, il nous semble que l'action de la
tuberculose, ou de toute autre cause pathogène, sur les
nerfs spécialement destinés aux glandes surrénales, peut
bien apporter une perturbation à la sécrétion de ce
qui reste des glandes lésées et même aux glandes entiè-
res dans le cas où elles ne seraient pas atteintes par le
mal. Cette conception n'est certes pas nouvelle, mais
pourquoi les partisans de la théorie nerveuse ne l'admet-
tent-ils pas? Elle aurait du moins l'avantage d'être con-
forme aux données physiologiques et cliniques que nous
allons étudier maintenant, et vaudrait mieux qu'un éclectisme incomplet qui, voulant tout garder des théories, en
garde les côtés discutables.

DEUXIEME PARTIE

Physiologie surrénale.

I

Importance des glandes surrénales dans l'organisme (1).

Tous les résultats acquis en physiologie surrénale sont
la suite naturelle et l'évolution des expériences relatées
dans le premier mémoire de Brown-Séquard (2) qu'il
compléta dans les deux années suivantes. Voici ses conclusions.

La destruction des capsules surrénales entraîne toujours la mort à plus ou moins brève échéance.

La destruction d'une seule capsule, bien qu'assez sou-

1. Le meilleur résumé historique de la question jusqu'en 1893 est
l'article d'Abelous : Physiologie des glandes à sécrétion interne
(*Revue générale des Sciences*, 1893, p. 273) auquel nous empruntons ce qui suit.

2. *Arch. gén. de méd.*, 1856, VIII, 385, 572.

vent mortelle, n'est pas toujours suivie d'une issue fatale.

Les capsules surrénales sont des organes essentiels à la vie.

Il décrivit les troubles précédant la mort : Affaiblissement progressif, paresse musculaire allant jusqu'à la paralysie, débutant par les membres postérieurs, puis envahissant les membres antérieurs, le tronc, les muscles respiratoires ; en même temps anorexie, quelquefois vomissements, arrêt de la digestion, convulsions tétaniformes et épileptiformes, délire, abaissement de la température. Ces expériences furent faites sur plusieurs espèces animales, surtout le chien, le chat, le cobaye, le lapin.

Il fut donc amené à déclarer que la capsule surrénale possède une fonction indispensable, et une observation complémentaire (1858) donna à cette interprétation une valeur définitive : « Le sang d'un animal privé de capsules et sur le point de mourir est toxique pour un animal récemment opéré, tandis que la transfusion du sang d'un animal sain à un animal à l'agonie peut le rappeler à la vie. »

C'est donc le sang qui se trouve intoxiqué par l'ablation des caspsules. Les observations d'Addison, qui avaient motivé ces expériences, portèrent naturellement Brown-Séquard à chercher les symptômes addisoniens chez ces animaux. Il montra l'analogie entre l'affaiblissement progressif et rapide des animaux, et l'asthénie des malades, mais il ne put reproduire la pigmentation cutanée. Pourtant il signala la présence de nombreuses granulations pigmentaires dans le sang, ce qui le porta à accuser de la mort l'accumulation du pigment formé par le sang sur lequel ne s'exerce plus l'action des capsules. Nous avons vu que cette idée qui ne put être vérifiée donna un certain avantage à ses contradicteurs, d'où résulta pour ce chapitre de ses travaux un long discrédit, ou du moins un oubli, de plus de trente ans.

Les premiers contradicteurs (1) accusaient de la mort le traumatisme. Bien que leurs objections ne puissent plus avoir cours aujourd'hui, malgré la valeur des auteurs à d'autres points de vue, M. Gourfein (2) s'est appliqué à réduire à néant leurs argumentations ; il a reproduit le traumatisme sur le péritoine et tous les viscères voisins ou éloignés des capsules, y compris les filets nerveux, mais en laissant en place les capsules après les avoir diversement touchées; et aucun des accidents signalés ne s'est produit.

Schiff, un peu plus tard (1863) (3) objecta aussi que l'extirpation chez le *rat* n'est pas si mortelle que l'avait dit Brown-Sequard. Il a de lui-même changé d'avis depuis ; mais retenons qu'il avait opéré sur le rat.

Une objection plus importante fut faite par Harley (1858) qui tenait tant à la nature nerveuse des capsules. Pour lui, la mort était due aux lésions des nerfs et en particulier du ganglion semi-lunaire voisin.

Malgré toutes les réponses de Brown-Sequard, cette

1. Philippeaux. Gratiolet, Martin-Magron, Berutti, Perosino.

2. Gourfrein, *op. cit.*

3. Schiff, *in Imparziale*, Florence 1863.

opinion ne fut pas perdue, et Nothnagel ayant fort peu attiré l'attention sur ses expériences confirmatives de celles de Brown-Séquard, parce qu'il s'appliquait à rechercher la pigmentation et qu'il n'osa rien conclure de ses faits douteux, l'opinion nerveuse fut reprise par Tizzoni (1).

Celui-ci, opérant sur un très grand nombre d'animaux, confirma que l'ablation totale est souvent mortelle, mais ajouta :

Que la mort est quelquefois lente à venir, auquel cas on peut constater des phénomènes addisoniens.

Qu'elle est produite aussi par l'ablation d'une seule capsule.

Que la survie peut avoir lieu et qu'alors on trouve, en sacrifiant les animaux, les capsules en partie régénérées sur place (2). Avant la mort les animaux présentaient les symptômes décrits par Brown-Séquard : abattement, tristesse, amaigrissement, affaiblissement des membres aboutissant à la paralysie, délire, convulsions. Mais il ajoute dans sa description, des lésions du système nerveux : nerfs périphériques, sympathique, moelle, bulbe et même encéphale. Il attribua la mort des animaux à ces lésions des centres, et, dans les cas de mort lente, les accidents divers aux dégénérations descendantes de la moelle après ces mêmes lésions.

Stilling (1) critiqua ces expériences. Il montra que la

1. Tizzoni. *Arch. ital. de biol.* Turin, 1884, 1886 et 1888.

2. Canalis montra en 1887, qu'il n'y a pas de régénération au sens propre du mot.

3. Stilling, *Revue de médecine*, 1888 et 1890.

survie est normale après l'ablation d'une seule capsule,
alors que l'ablation des deux est toujours mortelle.
Il constata, de plus, ce qui est très important, qu'a-
près l'ablation d'une seule capsule, l'autre subit une
hypertrophie, que cette condition permet d'appeler compensatrice ; en outre, chez les animaux ayant survécu
quelque temps à la double opération, il vit l'apparition
de capsules surrénales accessoires (1). Cette donnée de
l'hypertrophie compensatrice fut substituée à celle de la
régénération de Tizzoni, et confirma l'opinion de Canalis.

Pourtant, comme la théorie nerveuse, en plein développement, avait besoin d'un appui physiologique, Alezais et
Arnaud (2) décrivirent d'abord, sur la face externe et
dans l'épaisseur de la capsule fibreuse de la glande, des
ganglions nerveux, puis, ayant constaté aussi la mort des
animaux après l'opération double, ils attribuèrent cette
mort à la dégénérescence ascendante produite par le
traumatisme sur les nombreux filets nerveux destinés à
l'organe, et gagnait la moelle par la voie sympathique(3).

Cette explication a donné alors une très grande force
à l'opinion de Jaccoud.

Après eux personne ne revint plus sur la cause nerveuse, et les expériences entrèrent dans une voix plus

1. On trouve d'après cet auteur, des capsules accessoires chez un
vingtième des lapins normaux, et chez presque tous les lapins ayant
survécu à l'opération presque complète.

2. Alezais et Arnaud. *Revue de méd.*, 1891.

3. Tizzoni avait déjà, sans lui attribuer la mort, signalé cette
dégénérescence ascendante.

rigoureuse, parce qu'elles se multiplièrent en se contrôlant.

Depuis cette date (1891) l'histoire de la physiologie surrénale est dominée par deux noms, ceux de MM. Langlois et Abelous (1), qui ont véritablement fait entrer ces études dans le domaine des connaissances acquises. Nous étudierons donc ces expériences, non comme une question historique, mais comme une question actuelle.

II

Causes de la mort après l'ablation des glandes surrénales.

Les premières expériences de Brown-Séquard restaient donc démonstratives, et 35 ans d'attente n'avaient fait que les confirmer.

Abelous et Langlois les vérifièrent d'abord sur la gre-

1. Tout récemment M. Gourfein (*loc. cit.*), dans un travail d'ailleurs d'une grande valeur, semble se méprendre sur le véritable rôle de MM. Langlois et Abelous. Nous ne voulons en rien diminuer le mérite de Schiff, mais si cet éminent physiologiste a beaucoup contribué à la question thyroïdienne, il n'a fait, relativement à la question surrénale, que réparer une ancienne erreur. Ce n'est pas sur les traces de Schiff que MM. Langlois et Abelons ont fait quelques travaux ; c'est à l'exemple et à la suite de Brown-Sequard qu'ils ont pris la question naissante et l'ont amenée au point déjà très avancée où elle en est. A part cette omission regrettable, on ne peut rien reprocher au travail de M. Gourfein.

nouille qui est plus résistante au traumatisme et se prête mieux à l'analyse.

L'acapsulation (1) totale amène constamment la mort (2) après une paralysie progressive, c'est-à-dire un affaiblissement des mouvements des membres qui augmente jusqu'à la paralysie complète.

Le sang de l'animal devient toxique, comme l'avait vu Brown-Séquard. En effet, si à une grenouille récemment acapsulée on injecte le sang d'une grenouille mourante à la suite de l'opération, la grenouille injectée se paralyse et meurt bien plus vite que les autres, alors qu'une grenouille normale injectée du même sang est momentanément intoxiquée et se remet en peu de temps.

Pourtant si on injecte à cette grenouille normale une assez grande quantité, elle en meurt quelquefois avec paralysie. Le sang provenant d'une autre espèce animale après acapsulation est aussi toxique.

Les symptômes qui suivent l'opération sont donc le résultat d'une auto-intoxication progressive.

La même expérience répétée sur le chien a donné les mêmes résultats avec une remarquable précision (3).

---

1. Mot très commode et expressif employé pour la circonstance par les auteurs.

2. Dans les quelques cas où la mort n'est pas survenue on a reconnu le rôle de la destruction incomplète (déjà enseigné par Tizzoni), et des capsules accessoires mises en évidence par Stilling chez les mammifères, et aussi chez les grenouilles par Gourfein.

3. Langlois. *Arch. de physiol.*, 1893, p. 488. Quand les effets de l'acapsulation totale ont été reconnus tant de fois par tant d'auteurs, on peut s'étonner que MM. Pal et Berdach aient pu, devant la

L'acapsulation unilatérale n'amène pas la mort, et les animaux ne présentent pas les phénomènes d'auto-intoxication. Les cobayes donnent le même résultat; s'ils maigrissent un peu immédiatement après l'opération, s'ils reprennent leur poids en quelques jours.

Si l'on détruit entièrement la dernière capsule chez un animal opéré de la première depuis longtemps, il meurt très vite après la seconde opération (1).

Si, avant de détruire la dernière capsule, on insère sous la peau de l'abdomen ou dans un sac lymphatique (chez la grenouille) une capsule provenant de la même espèce animale, la survie est prolongée dans une proportion assez considérable, et les accidents convulsifs terminaux sont diminués ou supprimés (2).

L'ablation de cette greffe, pendant la survie, amène la mort à très bref délai. Cette expérience anéantit l'opinion de la mort par lésion nerveuse.

M. Gourfein (3), a obtenu des résultats absolument con-

société império-royale des médecins de Vienne, le 26 octobre 1894, annoncer que tous leurs devanciers s'étaient trompés : « Sur huit chiens ainsi opérés, six ont survécu... Ces expériences prouvent que les capsules surrénales ne sont pas indispensables à la vie... L'opération n'a aucune influence sur les fonctions de l'intestin... Ce dernier fait prouve que les diarrhées observées au cours de la maladie d'Addison ne doivent pas être attribuées à l'altération des capsules surrénales. »

De telles « preuves » appuyées sur huit cas n'engagent guère à la discussion.

1. Soc. Biol. 1892. *Arch. de phys.*, 1893.

2. Soc. de Biol., 1892, p. 864.

3. *Op. cit.*

firmatifs et a montré, de plus, que la greffe de capsule provenant d'une autre espèce animale ne prolonge pas la vie.

De ces expériences d'Abelous et Langlois on peut conclure :

1° Que les capsules sont nécessaires à la vie ;

2° Qu'une seule suffit à conserver la vie ;

3° Qu'une partie prolonge la vie et la conserve si elle est assez importante ;

4° Qu'après l'acapsulation, le sang subit une auto-intoxication ;

5° Que les capsules agissent chimiquement (1) sur le sang en neutralisant cette intoxication.

Quelle est la nature de cette intoxication ?

Au moment de la mort, les animaux présentent une réaction insignifiante à l'excitation électrique sur les nerfs, alors que le tissu musculaire réagit bien. Ce phénomène indique une ressemblance de l'intoxication dont il s'agit, avec celle du curare. Pour le vérifier, les auteurs ont renouvelé l'expérience de Claude Bernard.

On lie en masse la cuisse d'une grenouille, après avoir disséqué le sciatique qui reste hors la ligature ; l'animal, acapsulé ensuite, subit une injection de sang d'un autre animal mort acapsulé, et rapidement il se paralyse ; par l'excitation électrique des nerfs la patte liée réagit, les autres ne réagissent pas.

Les toxiques accumulés dans le sang présentent donc

1. Mot appliqué par Schiff à la fonction analogue du corps thyroïde.

Dupaigne

les réactions du curare, et agissent directement sur les terminaisons musculaires des nerfs.

Après avoir constaté que les animaux, excités et maintenus en mouvement, meurent plus vite que ceux qui sont maintenus au repos, les auteurs ont soumis à des mouvements réactionnels, répétés sans arrêt, des animaux acapsulés qui sont morts plus rapidement après une paralysie beaucoup plus précoce. Albanese (1), pour préciser encore ces résultats, a produit la fatigue par des excitations électriques rythmées, et a constaté que les animaux acapsulés succombent quand les animaux normaux résistent.

Les toxiques, accumulés dans le sang après l'acapsulation, sont donc produits en grande quantité par le travail musculaire.

Une tétanisation prolongée chez un animal non acapsulé, aboutit à une paralysie temporaire (2). Le sang, pris à l'animal au moment de cette paralysie, et injecté à un animal acapsulé récemment, produit la paralysie et la mort aussi rapidement que le sang d'un animal mort après l'acapsulation.

Le métabolisme, c'est-à-dire la production de toxiques versés dans la circulation, est donc semblable dans les deux cas.

L'expérience de Claude Bernard, complétée par un corollaire, achève de montrer cette similitude :

1° Chez un animal normal, ligature d'une cuisse, ne

1. Albanèse. *Arch. ital. de biol.*, 1882.

2. Abelous, *Arch. de phys.*, 1893, et 2ᵉ congrès de médecine interne, Rome, 1894.

liant pas le sciatique. Tétanisation prolongée. *Tous* les muscles sont fatigués. La patte liée n'est pas curarisée, car elle réagit ; les autres le sont, quisqu'elles ne réagissent plus ;

2° Section de tous les nerfs se rendant à une patte postérieure. Tétanisation. La patte en expérience n'a pas bougé quand toutes les autres sont fatiguées ; et pourtant elle n'est pas plus excitable par ses nerfs, parce qu'elle est irriguée par le même sang.

Dans les deux expériences, le tissu musculaire reste excitable.

Puisque le travail musculaire produit les toxiques curarisants, le muscle doit en contenir plus que les autres tissus. En effet, l'extrait alcoolique des muscles d'un animal fatigué intensivement produit, en injection aux animaux acapsulés, les mêmes effets que le sang et que le sérum du même animal (1).

Or, l'extrait alcoolique des muscles d'un animal mort acapsulé, même s'il n'a pas été fatigué, possède les mêmes propriétés (2). Les toxiques accumulés après l'acapsulation semblent donc bien formés par les échanges nutritifs, au cours des contractions musculaires.

Aux données que nous venons d'exposer, signalons deux dissidents.

M. Gourfein (3) n'a jamais pu reproduire la curarisation.

1. Abelous. *Arch. de physiol.*, 1894.

2. A. et Langlois. Soc. de biol., 1892, p. 490. Bien qu'elle soit antérieure, nous citons cette expérience en second lieu pour la suite du raisonnement.

Après des expériences très variées, il affirme que les toxiques formés ne sont en aucune manière curarisants. Il est difficile de comprendre la raison de cette divergence, car ses animaux sont les mêmes que ceux de MM. Langlois et Abelous. Sur tous les autres points, ses conclusions sont confirmatives de celles que nous avons énoncées (1).

M. Boinet, qui en moins d'un an (1895-1896) a expérimenté sur plusieurs centaines de *rats*, affirme que les animaux ne meurent pas après l'acapsulation totale, même lorsque les capsules accessoires ont été enlevées, et que ces animaux acapsulés résistent à la fatigue, comme les animaux normaux, un peu moins longtemps s'ils viennent d'être opérés, aussi longtemps s'ils le sont depuis quelques semaines (2).

Comment expliquer cette contradiction avec tant d'auteurs et tant de travaux ? Peut-être pourrait-on observer que M. Boinet a expérimenté sur le rat qui avait paru aussi résister à l'opération entre les mains de Schiff (1863) et remarquer que les expériences relatives à la thyroïdectomie ont été aussi négatives chez le même animal d'après Schiff (1884), Colzi, Tizzoni, Ughetti. Le rat serait-il particulièrement réfractaire à cause d'organes vicariants ou de glandes thyroïdes et surrénales accessoires inconnues ? Nous ne le savons.

1. MM. Langlois et Abelous poursuivent en ce moment des expériences encore inédites pour confirmer l'action curarisante.

2. M. Boinet a cependant constaté plusieurs fois la mort, au bout d'un temps très variable. Il a de plus reconnu et étudié la toxicité de l'extrait musculaire de rats acapsulés ; cette toxicité est augmentée par la fatigue, par la rapidité de la mort, et par un certain état d'infiltration pigmentaire sur lequel nous reviendrons. M. Boinet a aussi constaté de la névrite ascendante gagnant la moelle par la voie sympathique, comme l'avaient observé Alezain et Arnaud.

Notons aussi l'opinion de M. de Dominicis (de Naples) (1) qui attribue la mort au système nerveux. Ce retour aux idées de Tizzoni ne nous surprend pas, parce que M. de Dominicis ne tient compte que de ses propres expériences. Mais les raisons qu'il invoque ne sont pas suffisantes pour nous convaincre.

Quant à la nature des toxiques, elle est encore un sujet de discussions et de recherches.

F. et S. Marino-Zuco (2) avaient trouvé de la névrine en assez notable quantité dans les capsules surrénales, et en faible quantité dans le sang des animaux (3); ils en trouvèrent aussi, dans l'urine d'un addisonien, une proportion beaucoup plus appréciable que dans l'urine normale. Ils suggérèrent aussitôt que la névrine est le toxique mis en cause (4).

Albanèse s'appliqua à montrer que la névrine agit sur les animaux acapsulés, d'une façon beaucoup plus intense que sur les animaux sains, et ses résultats sont très concluants ; une dose de 1 milligramme est toujours mortelle pour une grenouille acapsulée, alors qu'il faut au moins 4 milligrammes pour tuer une grenouille normale. La même différence existerait chez le lapin, et plus récemment (mars 1896) M. Boinet a constaté aussi une différence, mais plus faible, chez le rat.

1. *Arch. de physiol.*, 1894, p. 810.

2. *Arch. ital. de biol.*, 1888 à 1894.

3. La névrine forme, en s'unissant à l'acide phosphoglycérique et à un éther gras, la lécithine qui existe normalement dans le cerveau, les nerfs, le sang, le lait, le jaune d'œuf, la laitance de poisson, etc.

4. *Arch. ital. de biol.*, 1893.

Supino (1) obtint les mêmes résultats qu'Albanèse chez la grenouille, et même la similitude d'action d'une injection de névrine et d'une injection de sang d'un animal acapsulé. Mais il n'admet pas cette similitude chez le lapin, et fait des réserves au sujet de l'assimilation entre le poison curarisant et la névrine.

L'étude de la névrine, très difficile, n'a pas été poussée très loin. Nous aurons encore l'occasion d'en parler.

Aucune autre hypothèse n'a encore été proposée relativement à la nature chimique du toxique incriminé.

III

Action antitoxique des glandes surrénales.

Nous savons qu'un toxique, se formant constamment au cours des échanges organiques, surtout musculaires, s'accumule lorsque les glandes surrénales sont absentes, et ne s'accumule pas lorsqu'elles existent, même en partie relativement faible.

Nous savions, d'autre part, que ces organes ont une fonction active puisque l'absence de l'un est suivie de l'hypertrophie de l'autre. Il est impossible de ne pas conclure que leur fonction est de neutraliser le toxique en question (2).

(1) *Riforma medica*, 1892.

(2) Il est possible que cette action neutralisante se fasse par un processus d'oxydation. M. Abelous a pu annuler l'effet nocif des

Cette fonction antitoxique a été encore plus amplement
étudiée.

Des poids égaux de foie et de capsule (1), soit coupés
en morceaux, soit finement broyés, sont mis à macérer
pendant un temps déterminé dans des quantités égales
d'une solution titrée de nicotine. D'autres organes (rein,
muscle) sont préparés de la même façon. Le liquide, re-
cueilli aseptiquement, est ensuite filtré et injecté à des
cobayes pesés. Des animaux témoins reçoivent en injection la nicotine pure. Sept séries de sept expériences
montrent que la toxicité de la nicotine est diminuée également par des poids égaux de foie et de capsule, et que
8 milligrammes de nicotine ainsi traitée ne tuent pas un
animal de 500 grammes, tandis que 6 milligrammes de
nicotine traitée par des musucles ou non traitée le tuent.

L'action est analogue sur l'atropine. Voici une expérience différente dans la forme.

Un centigramme d'atropine (2) produit des troubles
passagers sur des grenouilles normales.

La même dose tue, après des phénomènes de crampes
tétaniques : en trois jours une grenouille de 55 grammes

injections de sang et de sérum d'animaux fatigués ou acapsulés, par
l'action du permanganate de potasse. Le même auteur a montré
(Soc. biol., 1896, p. 708) que les muscles contiennent d'autant plus
de substances réductrices qu'ils sont plus actifs et plus fatigués.
Une action oxydante peut donc détruire ces substances ; la suppression de cette action les laisse s'accumuler.

1. Charrin et Langlois. Soc. biol., 1894, p. 410.

2. Abelous. Soc. de biol., 1895, p. 458.

acapsulée ; en 5 heures une grenouille de 25 grammes privée du foie et acapsulée.

La même dose tue, sans troubles tétaniques, uen grenouille de 30 grammes acapsulée particulièrement ; intoxique pendant plusieurs heures, sans la tuer, une grenouille de 25 grammes privée du foie et non acapsulée.

Ces deux groupes d'expérience montrent que l'action antitoxique des glandes surrénales s'exerce sur des alcaloïdes, comme sur les toxines du travail musculaire. Elles montrent aussi que l'action se manifeste *in vitro* comme *in vivo*.

Nous savons par Albanèse, que l'action antitoxique est très remarquable sur la névrine *in vivo*. M. Boinet a fait la contre-partie *in vitro* (1). Ses chiffres sont peu précis, mais indiquent une diminution de la toxicité.

Cette action antitoxique est mise en relief par un autre ordre de phénomènes, qui sont les processus dont la glande est le siège sous l'action des toxiques.

L'hypertrophie compensatrice, montrée par Canalis et Stilling (2), nous indique déjà qu'après ablation unilatérale, l'organe laissé en place est le siège d'un surcroît d'activité, parce qu'il doit, à lui seul, élaborer et que deux organes élaboraient auparavant. Nous avons vu comment M. Pettit a donné la preuve histologique de la réalité de cette suractivité fonctionnelle. Ici, ce sont les toxiques, formés spontanément au cours des échanges nutritifs, qui occasionnent la suractivité glandulaire.

1. Soc. biol., 1896, p. 364.

2. Voir plus haut. p. 33.

Mais si d'autres poisons introduits dans l'organisme produisent des effets analogues, même chez un animal normal, nous pourrons en conclure que la fonction anti-toxique est générale. Laissons parler les faits.

A l'autopsie d'un cobaye qui vient de succomber à une infection pyocyanique aiguë (1), on trouve le volume des glandes surrénales augmenté, les capillaires de la surface fortement congestionnés ; les pigments normaux accentués ; au microscope, les vaisseaux dilatés, la zône centrale gorgée de sang, parfois de véritables hémorrhagies.

Le suc ensemencé sur agar fait apparaître la pyocyanine ; donc, le bacille est présent.

Les mêmes lésions, sauf cette dernière infection, se retrouvent, lorsqu'au lieu du bacille, on injecte des toxines solubles.

Roger (2) détermine des phénomènes analogues par le pneumo-bacille de Friedlander ; la congestion est particulièrement intense et les hémorrhagies fréquentes. Des lésions analogues, accompagnées d'un accroissement de poids manifeste, ont été signalées par ce même auteur chez des individus morts de maladies infectieuses (3).

Avec la toxine diphtérique, Langlois et Charrin (4) ont

1. Langlois et Charrin. Soc. biol., 1893, p. 812.

2. Soc. biol., 1894, p. 52.

3. Sans vouloir attribuer aucune valeur à un chiffre isolé, nous nous souvenons d'avoir trouvé les capsules du poids de 9 grammes à gauche, et de 9 grammes 1/2 à droite chez un homme mort de pneumonie aiguë (Le poids moyen est 7 grammes environ).

4. Soc. biol., 1896, p. 131.

aussi obtenu chez des cobayes, en prolongeant les injections pendant six à huit semaines, une hypertrophie des
glandes surrénales qui ont plus que doublé et triplé de
volume. D'après des observations inédites de Langlois il
ne paraît pas en être de même avec le bacille tétanique.
Chez les lapins et les cobayes morts par intoxication
tétanique les glandes surrénales sont normales.

Pettit (1) a étudié les lésions histologiques produites
dans ce cas, et a montré des hémorrhagies très vastes,
vrais lacs sanguins au milieu desquelles on retrouve des
ilots cellulaires, les cylindres bouleversés, leurs cellules
altérées avec noyaux dégénérés. Cette étude est particulièrement intéressante chez l'anguille : les cylindres glandulaires sont déformés et leur épithélium est le siège
d'une fonte cellulaire après laquelle le centre du cylindre
contient une masse de débris plus considérable que dans
toute autre condition.

L'action des toxiques chimiques a été aussi étudiée
histologiquement par Pettit. La pilocarpine produit une
suractivité cellulaire comparable à celle de l'hypertrophie
compensatrice (2), quoique moins intense ; le *curare* se
comporte de la même façon.

Ces réactions glandulaires montrent bien le rôle de
défense joué par ces organes contre les invasions toxiques de l'organisme.

Mais il est possible que l'action antitoxique ne soit pas
réelle pour tous les agents extérieurs, que l'hypersé-

1. *Op. cit.*, p. 99.
2. Voir plus haut, p.

crétion ait lieu sans que la neutralisation se produise.
En effet, d'après les dernières expériences de Langlois
et de Charrin (1), les cobayes monocapsulés résistent
plus longtemps à l'intoxication pyocyanique que les cobayes
normaux. Après l'inoculation d'une culture virulente, ils
survivent douze heures de plus, en moyenne ; s'ils ont
reçu une culture stérilisée par filtration, ils meurent plus
tard ou même ne meurent pas quand les cobayes normaux
succombent.

Pour expliquer ce paradoxe, les auteurs admettent que
la sécrétion surrénale, exagérée comme l'a montré Pettit
n'est pas dépensée à détruire les toxines pyocyaniques,
et s'accumule dans l'organisme en ajoutant son action
nuisible à celle des produits injectés. Il y a sécrétion
antitoxique, mais le but n'en est pas atteint.

Cette addition est moindre chez les animaux monocapsulés que chez les normaux.

Il y aurait donc là une intoxication contraire à celle des
addisoniens, de même que sont opposées les intoxications
strumiprive et basedowienne.

La réaction des glandes surrénales vis-à-vis de la névrine n'a
été étudiée que d'une façon théorique.

Carbone (2) constatant que l'élimination de la névrine par
l'urine est la même chez les chiens normaux et chez les chiens
acapsulés, cherche si le phosphoglycérate de névrine, beaucoup plus toxique que l'hydrate de névrine, est décomposé en
ses deux éléments par les capsules, ou bien si celles-ci fournis-

1. Soc. biol., 4 juillet 1896, p. 708.

2. Deuxième congrès de médecine interne. Rome, 1894.

sent au phosphoglycérate de névrine un éther distéarique pour former de la lécithine, non toxique, faute de quoi la névrine irait décomposer la lécithine des centres nerveux.

Marino Zuco (1) trouve l'acide phosphoglycérique et la névrine isolés dans le sang circulant, et en conclut que ces produits de la décomposition des lécithines sont détruits par les capsules.

Ces deux questions sont loin d'être résolues.

IV

ACTION DES EXTRAITS DE GLANDE SURRÉNALE.

Après les travaux de Brown-Séquard sur les extraits organiques et sur la sécrétion interne des glandes, travaux qui coïncident précisément avec les expériences de Langlois et d'Abelous (1891), il était rationnel de chercher à suppléer à cette fonction antitoxique artificiellement supprimée par l'ablation de la glande.

Gley et Vassale venaient de montrer que les extraits de corps thyroïde remédient aux effets de la thyroïdectomie, comme y remédient aussi les greffes de corps thyroïde pratiquées par Shiff.

Langlois et Abelous ont fait les premiers essais sur le cobaye (2) avec de l'extrait aqueux. Ils ont obtenu une survie égale au double de celle des animaux non injectes,

1. *Arch. ital. de biol.*, 1894, t. XXI.

2. *Soc. biol.*, 1892, p. 388.

ce qui n'est pas bien considérable, mais les secousses convulsives ont été supprimées.

Brown-Séquard (1) a obtenu une survie un peu plus longue de trois à sept heures, même chez des animaux à l'agonie, et a noté aussi la suppression des convulsions.

Chez la grenouille les résultats ont été meilleurs avec l'extrait alcoolique et la survie a pu atteindre douze jours.

Nous avons vu que la greffe a aussi prolongé la survie.

Nous devons dire que dans la suite, les expériences n'ont pas été nombreuses, parce que les modes divers de préparation donnaient des résultats peu constants ; néanmoins les propriétés antitoxiques ont été recherchées dans les extraits, puisque ce sont elles qui rendraient utiles les injections.

Pour Oliver et Schafer (2), l'extrait surrénal n'est pas seulement une antidote chimique. Outre ses propriétés curatives chez les animaux acapsulés, il se montre chez les animaux sains comme un puissant tonique vasculaire.

Cette propriété n'est pas détruite par une ébullition très courte.

Une telle action sur les tissus semble à Rolleston (3) annoncer plutôt une propriété tonique stimulant la résis-

1. Soc. biol. 1892, p. 410.

2. *Journal of Physiology*, 1894.

3. Rolleston, *op. cit.*

tance organique, qu'une propriété directement antitoxique sur les poisons.

Nous avouons ne pas partager cette croyance ; les arguments sont trop peu nombreux.

La même action tonique vasculaire a été reconnue par
Cibulski (1).

Après l'acapsulation, les animaux présentent, outre les
troubles déjà décrits, une pression sanguine excessive-
ment faible. Une injection d'extrait aqueux les remet en
bon état momentanément ; après le retour des accidents,
une nouvelle injection fait de nouveau disparaître ceux-
ci, pendant 5 à 15 minutes.

Chez les animaux sains l'injection d'extraits provoque
une élévation de la tension sanguine au dessous de la
normale ; en même temps le pouls se ralentit et la respiration s'accélère.

Si, avant l'injection, on coupe la moelle cervicale, l'élévation de la tension sanguine ne se produit pas. Si on
coupe le pneumo-gastrique, le pouls ne se ralentit pas.
Ces deux dernières expériences montrent que l'extrait
agit sur le système vasculaire par l'intermédiaire du système nerveux. Pourrait-il réellement, comme le pense
Rolleston, augmenter par le même moyen la résistance
organique ? Nous ne pensons pas que ce soit suffisant.

Cybulski ajoute que l'extrait administré à forte dose
intoxique le lapin, qui meurt avec hémorrhagies cérébrales et œdème pulmonaire, tandis que des doses progressives peuvent immuniser l'animal.

1. Cybulski, *gaz lekarska*, 23 mars 1895.

$$- 51 -$$

Les expériences de Velich (1) diffèrent un peu dans le
détail. L'augmentation de la pression sanguine se produit
aussi ; elle est due à la vasoconstriction. Mais elle se produit surtout après la section du bulbe (2) ou des nerfs
splanchniques, ou après une hémorrhagie, et même après
la destruction de toute la moelle si la dose injectée est
forte.

Il n'y a pas ralentissement du pouls, et, si l'on coupe
le pneumogastrique, le rythme cardiaque s'accélère.
Même lorsque le cœur est extrait du thorax, cette action
continue, et l'organe bat plus longtemps et plus énergi-
quement que si l'injection n'avait pas eu lieu. L'action
s'exerce donc directement sur le système cardiaque.

De plus, l'excitation du pneumogastrique a moins d'effet
sur les animaux injectés que sur les autres.

Frænkel (3) dit avoir isolé la substance qui produit
l'augmentation de la pression sanguine. Elle diffère, chimiquement, de la névrine, que Marino Zuco avait extraite
des glandes surrénales, et de la pyrocatéchine, extraite
également récemment étudiée par Mühlmann (4) (Nous
repoussons les conclusions de ce dernier auteur, qui pro-
pose d'expliquer la mélanodermie par l'oxydation de la
pyrocatéchine dans l'épiderme).

L'action vasoconstrictive de l'extrait aqueux a été très
ingénieusement employée dans la thérapeutique oculaire

1. *Wien. med. Blœtter*, 1896, nᵒˢ 15 à 21.

2. Contrairement à l'expérience de Cybulski.

3. Conférence à la société impériale et royale de Vienne, 13 mars 1896.

4. *Deutsche med. Woch.* 25 juin 1896. p. 409.

par Bater (1) qui regarde cet agent comme l'*hémostatique
idéal*. Nous reviendrons sur ce sujet dans la quatrième
partie.

La toxicité surtout a été étudiée depuis. Gluzinski (2) a
comparé les extraits glycérinés des divers organes (foie,
rate, pancréas, moelle, etc.) et a conclu que l'extrait surrénal est beaucoup plus toxique que les autres ; un lapin
résiste à 6 à 12 grammes de divers extraits, et est tué
par un gramme d'extrait surrénal. Une injection intravei-
neuse produit immédiatement de la paralysie, des convulsions, de l'opisthotonos, de la dilatation pupillaire, une
respiration fréquente, et finalement la mort par asphyxie
et paralysie généralisée. Une injection sous-cutanée ne
produit la mort qu'en plusieurs jours. Gluzinski devait
chercher si la substance active de cet extrait est précisément l'antitoxique cherché ; mais il n'a pas encore publié
ses résultats.

A l'aide de l'alcool, Gourfein (3) a extrait une substance très toxique qui résiste à la chaleur ; il obtient une
gêne respiratoire augmentant progressivement, l'affaiblissement du cœur, la torpeur générale (mais non la paralysie) et la mort à bref délai.

L'autopsie ne montre d'autre lésion que la congestion
pulmonaire.

M. Dubois (de Nancy) (4), remarquant les contradic-

1. *New-York med. journ.*, 16 mai 1896.

2. *Wien. Klin. Woch.* 1895 n° 14.

3. Acad. des sciences, 5 août 1895.

4. Soc. biol., 1896, p. 14, *Arch. phys.*, 1896, p. 412.

tions entre ces diverses opinions, a cherché, dans un long travail, les causes de variabilité d'action des extraits. Cette variabilité dépend :

1° De l'animal injecté. Un animal fatigué présente une résistance beaucoup plus faible à la toxicité des injections. Un animal auquel on a injecté de l'extrait de muscle fatigué, à dose suffisante pour produire de la parésie, peut être tué, après aggravation des symptômes, par une dose d'extrait surrénal non mortelle pour les témoins. Il y a, de plus, des variations de réceptivité individuelle.

2° De l'animal qui a fourni les capsules. La toxicité est fonction de l'activité vitale de l'animal; elle est plus forte chez un sujet jeune, chez une espèce sauvage, chez un animal surmené avant d'être tué. Elle est augmentée aussi chez un animal nourri avec des substances avariées.

Les intoxications microbiennes, qui produisent les lésions signalées par Langlois et Charrin, soit par infection expérimentale, soit par injection des toxines solubles, ont une action variable : quand les altérations capsulaires sont faibles, la toxicité est augmentée dans une très forte proportion; quand elles sont notables, la toxicité diminue, au contraire, tandis que celle du sang augmente beaucoup.

3° Du mode d'extraction des extraits. La région médullaire semble plus active que la région corticale. L'alcool à 90°, dissout une substance qui produit la paralysie progressive, l'affaiblissement des pulsations cardiaques, la mort par asphyxie. Il précipite, au contraire, dans les solutions aqueuses ou glycérinées, une substance vasomotrice qui ne tue pas les animaux et pourrait être utilisée après redissolution dans l'eau ou le sérum artificiel, pour les essais thérapeutiques.

M. Dubois continuera d'ailleurs ses recherches sur ce sujet.

Un résultat très intéressant a été obtenu par M. Caussade (1), avec l'extrait glycériné de glandes surrénales de veau. Au bout de plusieurs mois d'injections régulières, les cobayes ont présenté une hypertrophie considérable des capsules qui atteignaient le double ou le triple du volume normal. Cette hypertrophie a persisté après la cessation des injections, l'animal étant sacrifié plusieurs mois après.

On voit ici une action élective de la glande sur les extraits injectés comme sur des toxines microbiennes, ou des alcaloïdes, dont nous avons vu les effets.

Ces actions très diverses des produits surrénaux peuvent-ils nous éclairer sur le mode d'action et le rôle des glandes surrénales dans l'économie? Moins assurément que les expériences que nous avons vues pour en déterminer l'action anti-toxique. *A priori*, nous admettons que, de par sa nature glandulaire, elle sécrète, comme la glande thyroïde, un anti-toxique qui se trouve versé dans l'économie. Mais la toxicité des extraits a fait penser à quelques auteurs que son rôle est plutôt d'arrêter dans la circulation, et de fixer, par un processus particulier, les toxines qui la traversent. Il serait alors illusoire de chercher à en extraire un autre antitoxique soluble.

1. Soc. biol., 1896, p. 67.

Telle est l'opinion que Dubois a retirée de ses expériences. Pour lui, l'organe agit sur les toxines dans son parenchyme par une action d.astasique de la cellule (1).

Mais alors, les expériences de Brown-Séquard, de Langlois et Abelous, de Cybulski, ne seraient plus explicables, non plus que la véritable fonction glandulaire de l'organe. Ne vaut-il pas mieux considérer que les productions de cette glande close sont complexes (puisqu'elles ont des réactions variées sur un grand nombre d'actions toxiques extérieures ou intérieures), et que, par le fait de cette complexité de production, les procédés d'extraction se sont montrés inconstants, parce qu'ils ne sont pas encore assez connus. comme Dubois le reconnaît lui-même. Quand on aura pu dissocier tout ce que contiennent ces organes encore énigmatiques, on pourra isoler, non pas seulement peut-être l'antitoxique recherché, mais les antitoxiques dont les indications pourront alors se poser.

C'est là, du moins, notre opinion, et elle n'est pas actuellement moins défendable que l'opinion contraire.

---

1. Cette opinion, que partage Gourfein, implique l'idée que les toxiques des extraits sont les mêmes que les glandes avaient retiré du sang pour les accumuler. Pourtant, remarquons quo Schäfer et Oliver ont vainement recherché une action curarisante dans les extraits.

TROISIEME PARTIE

Rapports entre la physiologie et la clinique

I

L'intoxication addisonienne.

Déjà en 1869, Brown-Séquard avait émis, à la faculté de médecine, son opinion (1) sur la sécrétion interne.

« Toutes les glandes, pourvues ou non de conduits excréteurs, donnent au sang des principes utiles dont l'absence se fait sentir après leur extirpation ou leur destruction par la maladie. »

On sait que cette idée, développée et généralisée, est le point de départ de ce qu'on a appelé la médication Séquardienne.

N'exigeons pas l'extirpation ni la destruction par la maladie ; mettons seulement : « principes utiles dont

1. Enoncée, nous l'avons vu, dans les *Archives de physiologie* de 1891.

l'absence se fait sentir, quelle que soit la cause de cette absence, » afin de généraliser davantage.

La physiologie nous apprend quels sont les accidents qui suivent la destruction des glandes surrénales ; la clinique nous enseigne que certains symptômes dits addisonniens sont ordinairement accompagnés de lésions de ces mêmes organes.

Les accidents expérimentaux sont, nous l'avons vu, de nature toxique. Les symptômes cliniques le sont-ils aussi?

Après les travaux de Langlois et Abelous, une pareille hypothèse s'imposait à l'esprit ; aussi ces auteurs ont-ils toujours considéré ce rapprochement comme légitimé non seulement par la logique mais aussi par l'expérimentation.

La leçon clinique de Chauffard en février 1894 (1) met bien en relief, pour la première fois dans un cours public, cette notion de la nature toxique des symptômes addisonniens. L'auteur cite l'observation de deux malades.

L'un d'eux, d'environ 50 ans, est pris rapidement d'un dégoût alimentaire qui persiste ensuite indéfiniment (2).

Il maigrit, perd 22 livres en quelques mois, se sent incapable de travailler, brisé au bout de quelques efforts. Les tentatives qu'il fait malgré tout pour gagner sa vie amènent des douleurs lombaires, abdominales et épigas-

1. Publiée dans la *Semaine médicale*, 1894, p. 74.

2. Inutile de dire que les symptômes ont permis de faire le diagnostic.

triques ; un beau jour l'intolérance gastrique est complète ; il vomit tous les aliments et tombe dans l'adynamie. Le repos complet à l'hôpital fait cesser les symptômes ; il retourne chez lui, travaille et bientôt est repris des mêmes accidents qui cèdent de nouveau après un second séjour.

Cette action du repos est bien connue depuis assez longtemps ; un nombre considérable d'observations relatent l'amélioration manifeste que produit le séjour hospitalier chez les ouvriers atteints de ce mal, et l'aggravation rapide amenée par le travail.

Le second cas cité par M. Chauffard est celui d'une dame de 35 ans, chez laquelle le syndrome complet s'était établi en deux mois. Le mouvement même sans travail, provoquait l'angoisse, le malaise, des vomissements pénibles. (Un essai de traitement par injection d'extrait surrénal a été fait, comme nous le verrons plus loin).

Un beau jour, l'angoisse devient plus profonde, les vomissements se succèdent à peu d'intervalles ; le lendemain, le faciès est terreux, le pouls fréquent, misérable, filiforme, le cœur en collapsus, les douleurs intolérables. Celles-ci sont calmées par la morphine, mais l'état général s'aggrave toujours ; l'intolérance gastrique est absolue, le faciès émacié, cachectique, la voix éteinte, l'asthénie profonde, et la mort arrive le cinquième jour.

Rapprochons de cet exemple celui de la malade dont nous avons pris l'observation chez M. Barth.

Elle se rend un jour au Laboratoire de la Faculté pour se prêter à l'expérience de l'ergographe. Déjà fatiguée du voyage et du travail qu'exige cette expérience, elle

reste debout quelques minutes ; puis tout à coup est prise
de fatigue générale intense, d'essoufflement, de tachycar-
die avec pouls extrêmement faible, légère cyanose, dilatation pupillaire. Un repos complet d'une demi-heure et
une petite dose de sparteïne font cesser tous ces phénomènes.

Après trois mois de traitement (1), elle se déclare très
améliorée, capable de marcher et de se soigner seule, et
demande à quitter l'hôpital. On l'envoie au Vésinet où elle
ne continue pas le traitement.

Le huitième jour après cette interruption elle est prise
d'un léger embarras gastrique. Le lendemain à 6 heures
du matin, elle perd connaissance, pousse quelques cris ;
la bouche est écumeuse, les membres agités de mouvements convulsifs ; puis la connaissance revient en partie ;
la parole est nette, mais il persiste de la somnolence et
de l'hébétude ; les membres inférieurs ne sont pas paralysés, mais faibles et raidis. A midi, on la trouve tombée de son lit sans connaissance, avec quelques mouvements convulsifs ; et elle reste dans le coma jusqu'à sa
mort, survenue le soir.

Voyons encore ce cas de mort subite, cité par
M. Ihler (2), d'une observation de Shar (*The Lancet*,
1895). Une jeune fille de 17 ans tombe sans connaissance
dans la rue et est amenée à l'hôpital. Elle est pâle, cou-
verte de sueurs froides. Les pupilles sont dilatées, la

1. Voir pour le traitement la quatrième partie.
2. Ihler. Thèse de Paris. 1896. *De la mort subite dans la maladie
d'Addison*.

respiration courte, le pouls imperceptible, les battements du cœur presque insensibles.

Au bout d'une demi-heure, elle reprend connaissance et s'améliore. Trois heures après, le pouls faiblit et devient irrégulier, la respiration est courte, le coma arrive, et au bout de dix minutes la jeune fille meurt (1).

On pourrait multiplier indéfiniment les exemples.

Il suffit de songer aux différents tableaux cliniques de l'urémie pour être frappé de l'analogie entre les deux groupes de symptômes. La physionomie toxique de tous les accidents addisoniens est devenue classique depuis 1894. Mais surtout si l'on rapproche ces accidents de ceux qui surviennent après la capsulectomie, malgré les objections de la théorie nerveuse, on reconnaît leur ressemblance : les animaux ont présenté aussi l'affaiblissement progressif (bien que les malades n'aillent pas jusqu'à la paralysie, leur affaiblissement s'est quelquefois montré extrême), l'anorexie, les vomissements, les convulsions, qu'on a appelées même épileptiformes, le coma précédant la mort.

Pour montrer l'analogie d'une façon bien évidente il faudrait prouver que le sang addisonien est toxique au même titre que le sang des animaux acapsulés. Comme on n'a pas saigné d'addisonien on en est réduit au raisonnement.

Pour Rolleston (2), les comparaisons avec l'urémie et

1. Les renseignements donnés par la famille et l'autopsie indiquent qu'il s'agit d'une addisonienne.

2. *Op. cit.*

l'anémie pernicieuse sont des arguments très puissants, mais ils n'entraînent pas la certitude. Dans l'urémie, la toxicité urinaire est diminuée à cause de l'imperméabilité rénale. Mais les reins des addisoniens, n'étant pas imperméables, devraient éliminer les toxiques; or, Schafer et Oliver ont trouvé que l'urine d'addisoniens s'est comportée exactement comme l'urine normale. Ils en ont conclu que les glandes surrénales n'excrètent pas de corps toxiques, mais Rolleston est tenté d'en conclure que le sang ne contient aucun toxique spécial.

Ajoutons au contraire que Colasanti et Bellati (1) ont étudié pendant 18 jours l'urine d'un addisonien, et que la toxicité s'est montrée bien supérieure à celle de l'urine normale; les chiens injectés ont présenté des vomissements, de la somnolence, une certaine période d'excitation, une diminution marquée de la respiration et de l'activité cardiaque. Le cinquième jour de l'expérience, un degré beaucoup plus élevé de toxicité a coïncidé avec une plus faible élimination d'urine.

Mais quand bien même cette constatation expérimentale n'aurait pas eu lieu, ou ne serait pas constante, la conception toxique reste plus admissible que la conception nerveuse, parce que la physionomie clinique est plus favorable à la première qu'à la seconde.

La mort subite, qui est relativement fréquente, si l'on en croit M. Ihler, ne présente pas de caractères d'intoxication quand elle est vraiment instantanée (Nous venons de voir que lorsqu'elle n'est que rapide elle présente ce carac-

1. *Boll. d. R. Acc. méd. di Roma*, an XIX, t. 8.

tère au plus haut point). C'est bien alors une mort par inhibition, et il est bien certain que toute inhibition implique le rôle du système nerveux ; il serait enfantin de ne pas le reconnaître. Mais elle n'implique nullement une lésion nerveuse. On meurt subitement au début de la chloroformisation ; un animal est foudroyé par de l'acide cyanhydrique ; la mort dans ces cas est bien due à une action du toxique sur le système nerveux ; c'est une perturbation fonctionnelle, mais non matérielle.

Toutes les observations (13) citées par Ihler signalent les lésions habituelles des glandes surrénales ; deux fois on a trouvé un peu de tissu fibreux autour des ganglions semi-lunaires ; pas une seule lésion cérébro-spinale.

II

La fatigue et l'asthénie.

L'asthénie est le symptôme le plus constant chez les addisoniens ; nous ne craignons même pas de dire, comme plusieurs auteurs, qu'elle est plus caractéristique que la pigmentation, car celle-ci, comme nous le verrons, peut manquer ou induire en erreur.

Les malades sont faibles, et se sentent incapables d'efforts, de marche prolongée, de travail quelque peu considérable ; souvent même ils peuvent à peine se mouvoir. Mais ce que cette faiblesse a de plus remarquable, c'est qu'elle se manifeste à l'occasion du mouvement, de la dépense de travail mécanique. La fatigue musculaire, dont les malades se rendent bien compte, se produit beaucoup plus rapidement qu'à l'état normal.

Ce fait ayant frappé les observateurs, Langlois, Abelous et Charrin l'ont étudié scientifiquement (1) à l'aide de l'ergographe de Mosso. Cet instrument enregistre non seulement le travail qui a produit la fatigue, mais aussi la rapidité et la forme de cette fatigue (2). Le résultat de cette étude est absolument caractéristique.

Un addisonien et un tuberculeux déjà cachectique sont soumis à l'expérence le même jour. Le médius donne une contraction par deux secondes, et soulève un poids de deux kilogammes. L'addisonien est épuisé après avoir fourni 750 grammètres ; le tuberculeux donne 1115 grammètres et n'est pas épuisé. Or, on peut voir sur les tracés qui sont publiés dans l'article sus-indiqué et aussi dans la thèse de Mahé (3) que la première contraction a la même énergie chez ces deux malades.

La fatigue est donc indépendante de l'énergie musculaire, et varie avec les états pathologiques.

Pantanelli (4) a mis ce fait en évidence par des études ergographiques chez un grand nombre de malades divers.

L'ictère chronique, par exemple, et surtout l'ictère aigu

1. *Arch. Phys.*, 1892, p. 721. Soc. biol., 1892, p. 623.

2. Voy. Mosso. *Le leggi della fatica... Attid. R. Acad. dei Lincei*, 1888.

3. Thèse de Paris, 1894.

4. *Arch. ital. de biol.*, 1895, XXII, p. 17.

augmentent dans une proportion très considérable la résistance à la fatigue. Un homme donne 3 kilogrammètres au début d'une maladie; il subit une poussée d'ictère aigu et fournit le jour même 22 kilogrammètres, bien que son état général soit plus mauvais; un autre donne 16 kilogrammètres pendant l'ictère, et seulement 2 1/2 après. Les athlètes les plus vigoureux ne fournissent guère plus de travail.

Au contraire, un addisonien qui, avant l'expérience, paraît aussi musclé qu'un ictérique, est épuisé après un travail insignifiant.

Nous ne voulons pas dire que les addisoniens ne soient pas affaiblis; presques toutes les observations montrent au contraire que l'énergie musculaire est très diminuée ; mais bien d'autres malades sont dans ce cas, et ce qui fait que les addisomiens se plaignent de leur faiblesse c'est que leur fatigue est hors de proportion avec les efforts qu'ils font. Ils ont de la faiblesse générale, mais ils ont surtout de l'asthénie musculaire.

M. Darier (1) a pris, au laboratoire de M. Féré, des tracés ergographiques et dynamographiques; les premiers montrent l'épuisement rapide par la fatigue du travail ; les seconds montrent l'impuissance du malade à produire un effet soutenu.

L'expérience a été renouvelée par beaucoup d'auteurs.

Quand on n'a pas d'ergographe à sa disposition, il suf-

---

1. Darier. *Annales de dermatologie*, 1895.

fit de faire produire au malade une succession d'efforts sur le dynamomètre à pression. M. Marie (1), et M. Darier ont insisté sur l'épuisement rapide qui suit, dans ce cas, un premier effort assez considérable. Si celui-ci est de 30 kilogr., le troisième n'est déjà plus que de 10 kilogr. et le malade n'en peut faire que cinq ou six de suite.

En présence de ces faits d'épuisement rapide à la suite d'efforts musculaires, il est impossible de ne pas songer aux expériences physiologiques d'Abelous et Langlois, et d'Albanèse.

Les animaux acapsulés s'intoxiquent par leur travail mécanique; et par le fait de cette intoxication, qui ressemble à une curarisation progressive, leurs muscles sont de plus en plus incapables d'efforts. Même sans travail, ils deviennent, par la seule aggravation de leur état, faibles et asthéniques.

L'intoxication de leur sang est démontrée. Celle des addisoniens ne l'est pas, nous l'avons vu, parce qu'on n'a pas étudié directement le sang de ces malades.

Mais pour mettre en évidence le rôle antitoxique des glandes surrénales dans la destruction des toxines du travail musculaire, Pantanelli a injecté de l'extrait surrénal à plusieurs sujets en expérience, et a obtenu par ce moyen un réel surcroît de travail mécanique.

Sur les conseils de M. Langlois, qui non seulement a mis très obligeamment son laboratoire à notre disposition, mais encore a tenu à nous diriger et à nous aider personnellement, nous avons pu vérifier que l'asthénie mus-

---

1. Voir obs. V et VI.

culaire est proportionnelle à la gravité de l'état général.

Notre malade a suivi un traitement dont nous reparle-
rons, du 16 janvier au 14 avril 1896.

Le 26 février, alors que l'amélioration était peu considérable, nous avons pris un premier tracé avec l'ergo-

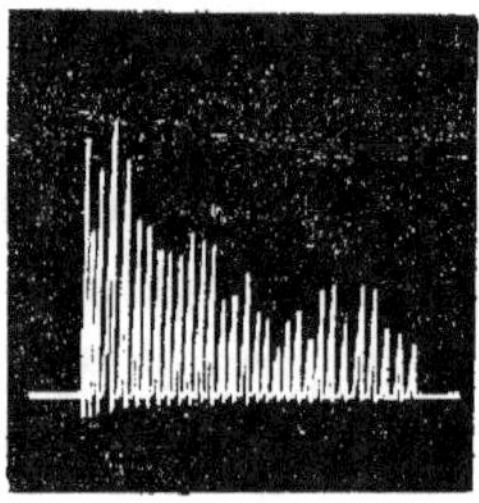

Fig. 1. — Tracé ergographique d'une addisonienne. 460 grammètres
(médius. Poids 2 kilogrammes).

graphe de Mosso. La malade était un peu fatiguée de son
voyage de l'hôpital au laboratoire. Le médius donnant
une contraction par 2 secondes et soulevant un poids
de 2 kilogr., le travail effectué est, on le voit (*fig.* 1), très
peu considérable : 460 grammètres. Une jeune fille présente à l'opération a donné l'épreuve comparative et a
fourni 3940 grammètres (*fig.* 2) avec le même doigt dans
les mêmes conditions.

Un mois après, le 27 mars, l'amélioration avait fait de
notables progrès, et l'état général était devenu très satisfaisant. Revenue au laboratoire, et cette fois sans éprou-
ver de fatigue, la malade a fourni 4490 grammètres (fig.3).

Il faut bien se garder de comparer ce résultat avec le précédent; les conditions de l'expérience étaient diffé-

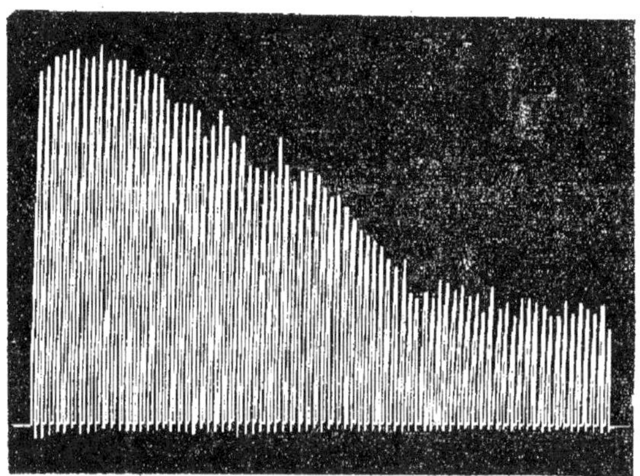

Fig. 2. — Tracé ergographique d'une personne normale. 3940 grammètres (médius. Poids 2 kilogrammes).

rentes. L'index était chargé du travail, et supportait un poids de 1 kgr. C'est avec la contre-épreuve que nous avons nous-même donnée dans les mêmes conditions, qu'il faut faire la comparaison, et nous avons obtenu 19420 grammètres.

Voici maintenant l'interprétation des chiffres.

Dans la première expérience, la malade a fourni un travail qui est, relativement à celui d'une jeune fille, dans le rapport de 1 à 8,565.

Dans la seconde, elle a produit relativement à ce que nous avons produit nous-même, ce que 1 est à 4,325.

Autrement dit, elle a donné la première fois 11, 67 pour

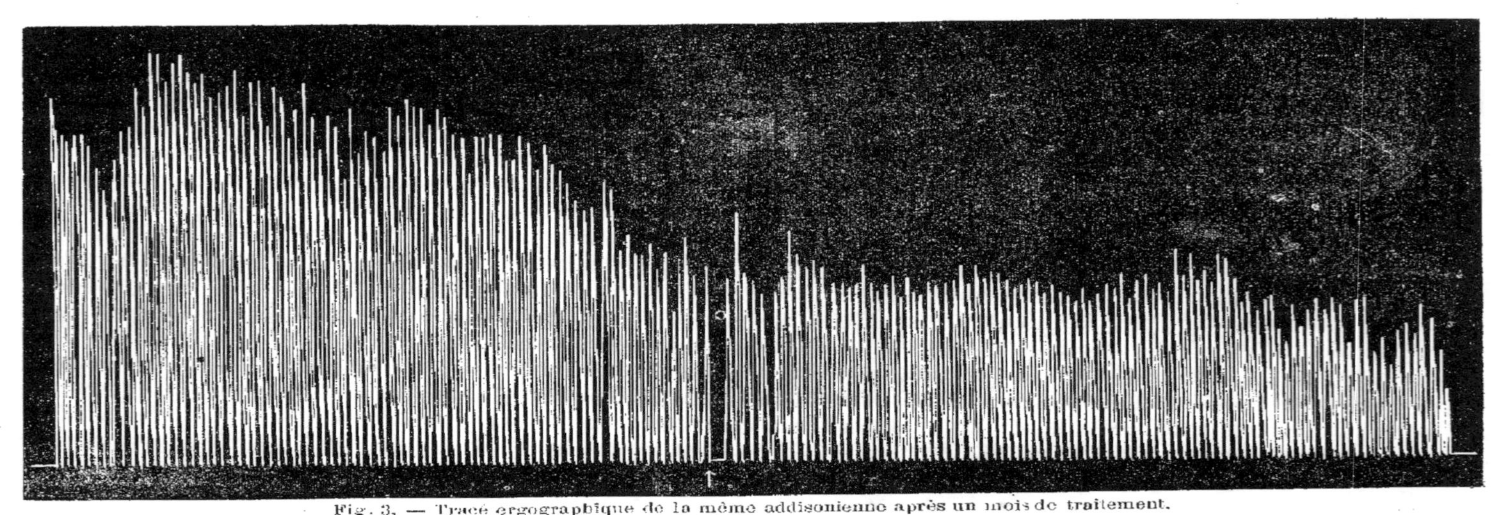

Fig. 3. — Tracé ergographique de la même addisonienne après un mois de traitement.
4490 grammètres (index. Poids 1 kgr. La flèche indique 3 kilogrammètres.

100 du travail d'une jeune fille, et la seconde fois, 23,
12 pour 100 du travail d'un homme (1).

Nous sommes en droit de conclure que, de par l'amélioration de son état général, cette malade s'intoxiquait
moins rapidemment sous l'influence du travail musculaire.

Voici maintenant pourquoi les deux expériences n'ont pas été
faites dans les mêmes conditions.

L'ergographe de Mosso est passible de quelques objections.

La première a été faite par son élève Pantanelli et au point
de vue exclusivement scientifique.

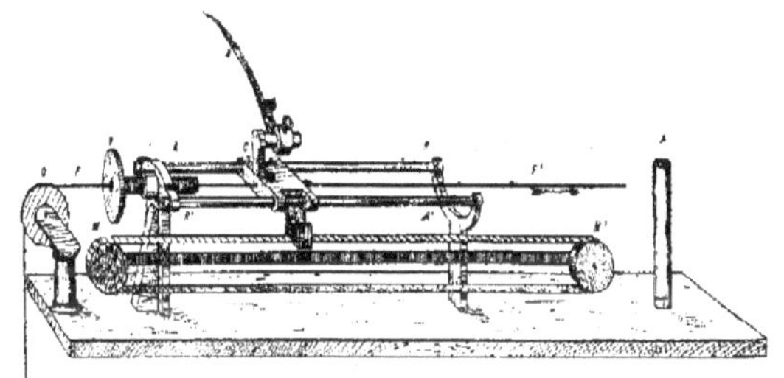

Fig 4. — Ergographe de Mosso.

S. stylet. — C, chariot) — RR, R' R' règles du chariot. — V,
vis de réglage. — F, fil portant le poids P'. — F' fil se
rendant au doigt. — MM', ruban métrique totalisateur du
travail. En A on a ici ajouté l'appuie-main proposé par
M. Béclère.

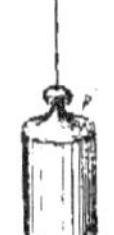

L'appareil enregistreur (*fig.* 4), est un chariot C porteur du
stylet inscripteur S, et glissant à frottement doux sur deux
règles cylindriques d'acier horizontales, RR. R'R'.

Un fil F (2), attaché au chariot, se rend d'abord dans le plan

1. La jeune fille en question n'est certainement pas plus forte que
nous-même.

2. Ce fil doit être une corde de boyaux solide, pour le moins un
ré de violoncelle.

des deux règles, puis, après réflexion sur la poulie O, verticalement au poids P, qu'il supporte.

Un autre fil F', en prolongement du précédent, se rend de l'autre côté du chariot, au doigt moteur auquel l'attache un anneau de cuir.

La main est fixée en supination; le médius, étendu d'abord, se contracte et tire le fil; pendant ce mouvement celui-ci s'élève légèrement et fait un angle de moins en moins aigu avec le plan des règles.

Le frottement du chariot sur celles-ci, qui aurait été constant si le fil F' était resté dans le plan, devient variable et cesse dès lors d'être calculable.

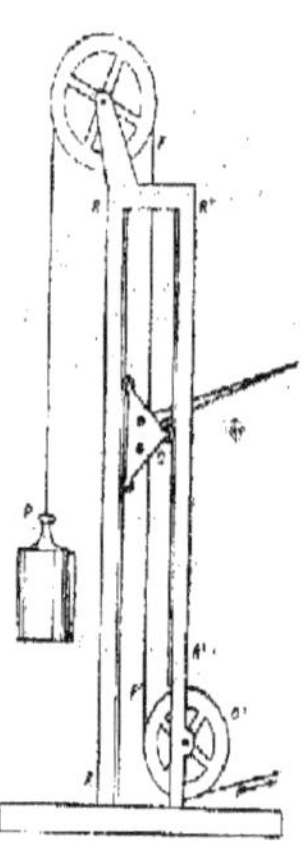

Fig. 5. — Ergographe modifié par Pantanelli d'après le mémoire de l'auteur. Mêmes lettres que celles de la fig. 4.

Pour obvier à cet inconvénient, Pantanelli (1) rend les règles verticales (*fig.* 5, empruntée au mémoire de l'auteur).

Le chariot, triangulaire, glisse à l'aide de trois roulettes à gorge sur l'arête des règles qui sont prismatiques, de sorte

1. Pantanelli. *Il policlinico, Roma,* 15-30 décembre 1893.

que le frottement est réduit à une quantité absolument négligeable.

Le fil F, qui porte le poids (1), se réfléchit sur la poulie supérieure O; le fil F' qui se rend au doigt, se réfléchit sur la poulie inférieure O'. De cette façon, les portions verticales de ces fils, comprises entre les deux poulies, sont rigoureusement fixées sur une même ligne droite qui ne varie jamais, de sorte que les résistances dues au frottement, extrêmement réduites, sont absolument constantes.

Pantanelli se servait du fixe-bras de Mosso. Ce dernier appareil a d'autres inconvénients dont se plaignent les malades, et sur lesquels insiste M. Béclère. L'avant-bras est fixé par quatre demi-gouttières formant deux étaux qui serrent le membre, l'un au tiers supérieur, l'autre immédiatement au-dessus du poignet.

En outre de la gêne occasionnée par cette constriction transversale, l'étau supérieur apporte un obstacle au gonflement musculaire qui a lieu à chaque contraction; il en résulte, à chacun de ces mouvements, une constriction encore plus considérable, qui devient rapidement douloureuse.

De plus, la main est fixée dans l'extension par deux tubes qui enveloppent complètement et maintiennent étendus l'index et l'annulaire. Les expansions tendineuses qui existent fréquemment entre les tendons fléchisseurs du médius et de ses voisins apportent aussi une gêne considérable et bientôt douloureuse à la flexion du médius seul.

Nous reprochons en outre à l'appareil de Mosso, de permettre un léger mouvement d'extension forcée de la main: le malade à qui l'on commande de *tirer* sur le fil, emploie tous les moyens pour cela et profite de cette possibilité de faire agir un peu les

1. Il est bien entendu que, dans la détermination de celui-ci, on tient compte du poids du chariot porte-stylet.

extenseurs de la main, ce qui fausse le résultat, puisqu'un seul groupe musculaire doit être expérimenté.

M. Béclère, pour remédier à l'inconvénient de la douleur, a proposé de fixer, sur la planche même de l'ergographe inscripteur, une tige cylindrique de bois A (*fig.*, 4) de 9 centimètres de haut, sur laquelle la main fermée prend un solide point d'appui. L'index seul, dont les mouvements sont bien plus libres que ceux du médius, s'étend et travaille.

Un physiologiste ou son élève peut fort bien se servir d'une telle disposition sans la moindre gêne. Un avantage qui n'est pas négligeable, est de pouvoir se servir indifféremment des deux mains sans avoir à faire la difficile transformation qu'exige l'appareil de Mosso (1).

Mais à un malade ou à un sujet ignorant, il est bien difficile de demander assez de volonté ou d'intelligence pour contracter exclusivement les fléchisseurs de l'index. Le sujet *tire* sur le fil, et emploie pour cela, puisqu'il en a la liberté, tous les muscles fléchisseurs de la main et du poignet, c'est-à-dire une masse musculaire bien des fois plus considérable que celle que l'on voudrait expérimenter. Nous avons éprouvé cet inconvénient avec notre malade.

Il fallait donc obtenir l'immobilisation de la main sans douleur, et la possibilité de se servir de l'index ou du médius, les autres doigts étant fléchis sans nuire à l'expérience.

Dans ce but, nous avons construit un appareil représenté *fig.* 6.

A l'extrémité d'une planchette légèrement creusée en gouttière, G, le poignet est fixé par une large courroie C de peau souple ou de soie ; dans cette condition, il peut être assez serré

1. De plus, tout possesseur d'un appareil de Mosso peut exécuter lui-même cette modification.

sans aucune douleur, puisque la région ne contient pas de muscle travaillant. Les éminences thénar et hypothénar sont posées sur un plan incliné I I' qui les relève au-dessus de la planchette.

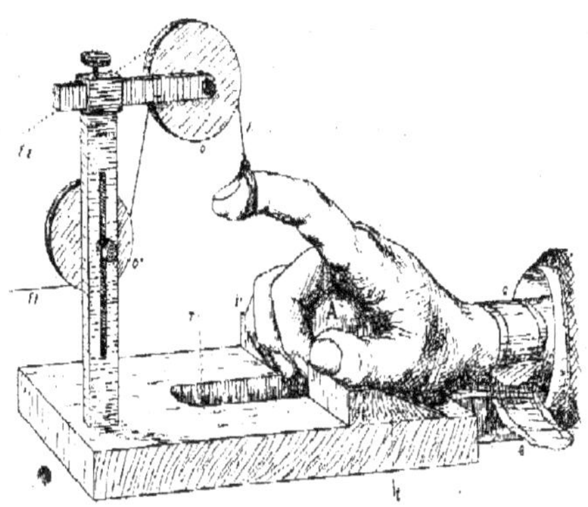

Fig. 6. — Appareil fixe-main proposé par l'auteur. C, courroie fixant le poignet sur la gouttière G. — II', plans inclinés soulevant les éminences thénar et hypothénar. — A, appuie-main soulevant les têtes des 2ᵉ et 3ᵉ métacarpiens, maintenant la main en extension. — F' fil se rendant au chariot porte stylet. — F 1, disposition du fil pour l'appareil de Mosso. — F 2, disposition pour l'appareil de Pantanelli.

Au milieu est un point d'appui A, faisant au-dessus des plans inclinés I I' une saillie variable de 3 à 4 centimètres, terminé par un coussin un peu élastique, et supportant la tête du métacarpien du doigt en expérience. Celui-ci, l'index ou le médius (1) indifféremment, s'engage dans un anneau de cuir qui termine le fil F' se rendant au chariot porte-stylet. Ce fil s'élève verticalement jusqu'à la poulie O où il se réfléchit.

De cette façon la main, mise en extension un peu forcée, ne

____

1. Le médius peut être employé sans aucune douleur puisque les autres doigts sont fléchis.

peut se fléchir puisqu'elle est arrêtée par le plan I et par l'appui A, ni s'étendre puisqu'elle l'est déjà et que tout l'effort a pour but d'abaisser le doigt. Quand la fatigue arrive, tous les efforts des autres muscles s'épuisent sur des obstacles immobiles et ne nuisent pas au tracé.

De plus, la réflexion du fil sur la poulie O permet de le diriger, soit exactement dans le plan des règles de l'appareil de Mosso, à l'aide d'une seconde poulie O' réglée à la hauteur voulue, soit directement à la poulie inférieure de l'appareil de Pantanelli. Ce dernier peut être monté sur la même planchette que notre fixe-main.

Comme les mains des différents sujets peuvent varier de grandeur, on peut changer l'épaisseur du coussin de l'appui A, et amener, à l'aide de la vis V, le bord de la poulie exactement au-dessus du doigt.

Au début de l'expérience, le doigt s'abaisse tout entier, et les phalanges se fléchissent (Pour ne pas limiter ce mouvement un trou oblong T est percé au milieu de la planche, jusqu'à la base de l'appui A).

Quand les interosseux sont fatigués, les fléchisseurs profonds et superficiels travaillent seuls, et les deux dernières phalanges se fléchissont sur la première qui reste immobile. Sur la figure 3, on peut voir le moment où cette fatigue des interosseux est acquise, après trois kilogrammètres, à l'endroit, marqué d'une flèche, où un instant de repos imprévu a laissé une interruption dans le tracé.

La pigmentation.

On n'a pas reproduit d'une façon bien certaine ni constante la pigmentation anormale par des lésions surrénales expérimentales. Quelques résultats ont été signalés, mais ils n'ont pu encore être reproduits un nombre de fois suffisant.

Brown Séquard, nous l'avons déjà dit, a vu, dans le sang des animaux acapsulés, de nombreuses granulations pigmentaires. Nothnagel (1), pour produire une inflammation chronique des glandes surrénales, les comprimait entre les mors d'une pince. Il obtint quelques taches noirâtres ; mais ses lapins étaient déjà tachetés, et il ne put rien conclure de ces faits trop douteux.

F. et S. Marino Zuco, après de nombreux essais, ont injecté, à l'intérieur des capsules de lapins, des cultures de pseudo-tuberculose de Pfeiffer, et ils ont vu se développer sur la peau des taches ardoisées envahissantes.

Plus récemment enfin, Boinet a constaté, chez un certain nombre de rats acapsulés, des granulations de pigment noir dans le sang, la moelle osseuse, les circonvolu-

1. *Zeitschr. f. Klin. Med.*, Vol. I.

tions cérébrales, les ganglions lombaires, le mésentère, le tissu cellulaire, la rate, le poumon, etc. (1)

Il est bien certain que ces faits et quelques autres sont trop isolés pour qu'une conclusion puisse être seulement hasardée. Il faut à une expérimentation le contrôle d'un grand nombre d'expérimentateurs.

Dans beaucoup d'autres expériences les glandes surrénales se sont trouvées lésées sans qu'aucune pigmentation ait apparu.

On a signalé bien des fois des lésions surrénales chez l'homme, sans qu'il y ait eu pigmentation pendant la vie.

On pourrait ajouter que les animaux qui ne présentent jamais spontanément le syndrome addisonien complet, ont parfois ces organes malades. Les singes du Jardin des plantes, nous a dit M. Pettit, meurent presque tous avec une tuberculisation généralisée; leurs glandes surrénales sont caséifiées, comme un grand nombre d'autres organes, et leur peau ne présente rien d'anormal.

Disons tout de suite que pigmentation et insuffisance surrénale sont loin d'être synonymes; mais nous reviendrons sur ce sujet.

Peut-on du moins entrevoir quelques rapports entre la pigmentation et les capsules ? Nous le croyons, si toutefois on ne généralise pas ce rapport à tous les pigments, car il y en a peut-être bien des sortes.

En outre des faits que nous avons cités, signalons quelques opinions.

1. Brown Séquard et Tizzoni parlaient seulement de maladie pigmentaire expérimentale. Boinet va plus loin, et affirme qu'il a rendu ses rats addisoniens. C'est au moins prématuré.

Pilliet (1) a remarqué, chez les animaux tués par la diamine toluylène, que la substance médullaire des capsules contient des produits de destruction de l'hémoglobine ; il y voit un argument pour attribuer aux capsules une action élective sur ces produits. Il est vrai que la substance qu'il a employée est hémolytique ; le fait de l'arrêt, dans les capsules, des substances produites par cette hémolyse, est très bon à enregistrer (2).

L'opinion de Mac Munn est plus discutée. Il a trouvé, par le spectroscope, de l'histo-hématine dans la substance corticale, et de l'hémochromogène dans la substance médullaire. Il pense que le premier de ces deux éléments devient le second par l'action de la glande, qui détruit ensuite tout le produit ; il base cette opinion sur la présence d'un pigment particulier, l'urohématoporphyrine, dans l'urine des addisoniens. Malheureusement, ce pigment n'est qu'un mélange d'hématoporphyrine et d'urée, et Garrod (3) a montré que l'hématoporphyrine est encore plus abondante dans l'urine des tuberculeux que dans celle des addisoniens.

Considérons un autre ordre de faits. Les glandes surrénales, particulièrement celles des animaux un peu âgés, ont une teinte jaunâtre qui domine dans la substance corticale. Cette teinte n'est pas toujours apparente, mais, dans bien des cas, elle est manifeste. On sait qu'elle est

1. Soc. biol., 1894, p. 97.

2. Rolleston (*op. cit*), refuse toute valeur à cette expérience. Nous ne sommes pas de son avis.

3. Dans les analyses faites pour Rolleston et citées par cet auteur.

due à la présence d'un pigment dont les granulations ont été reconnues au microscope par plusieurs auteurs (1).

M. Pettit a obtenu, en faisant macérer des glandes broyées dans l'éther sulfurique, une solution d'un beau jaune comparable à la liqueur d'Esbach. Par évaporation, il reste un pigment ocreux, en masse pâteuse ou semi-liquide. Pour savoir si les glandes surrénales ont une action élective sur ce pigment qui se trouve normalement dans leur substance, M. Pettit nous a conseillé de l'injecter à des animaux. Voici les résultats que nous avons obtenus dans son laboratoire, avec cinq souris et un lapin (2) :

Trois souris sont mortes accidentellement.

Souris I. — Le 18 juin à 11 heures, 1,4 cc. d'une solution très concentrée. Presque aussitôt, immobilité, anhélation, parésie. Mort dans l'après-midi. Aucune trace d'absorption de l'injection.

Souris II. — Même jour, 1,4 cc. Immobile et anhélante pendant quelque temps, se remet en 3/4 d'heure en bon état. Trouvée morte le 21, de péritonite putride.

Souris III. — 1/5 cc. Complètement inerte pendant plus d'une

1. On sait, en outre, que l'enveloppe fibreuse est souvent tachetée de pigment noir ou ardoisé.

En laissant vieillir plusieurs mois de l'extrait glycériné, M. Caussade a reconnu que le liquide se colorait par un pigment et acquérait la couleur de l'encre.

2. Ces expériences ne datent que de quelques semaines et n'ont pu encore être poussées comme il conviendrait.

heure, se remet ensuite. Meurt également le 21 de péritonite.

La première mort peut être attribuée à l'éther dissolvant, les deux autres, à l'infection. L'examen nécroscopique a été négatif.

Souris IV. — 0 cc. 15. Court et réagit bien après l'injection et continue à vivre. Tuée le 29 juin, le onzième jour. Toute l'injection est enkystée dans la paroi abdominale, par une poche épaisse.

Souris V. — 0 cc. 15. Se porte bien comme la précédente. Tuée le 29 juin. L'injection est entièrement absorbée. Tout le tissu adipeux, dans tous les endroits du corps, est coloré en jaune vif, ce qui n'avait pas été constaté chez les quatre animaux précédents.

VI. — Un lapin reçoit le 18 juin 1/4 de cc. de la même solution qui a servi aux souris. Aucun phénomène anormal.

26 juin. — Inclusion sous la peau de l'abdomen de 1 gr. 50 environ de pigment pâteux, après évaporation complète de l'éther.

29 juin. — Seconde inclusion de 1 gramme.

Tué le 1er juillet. La peau est mortifiée au-dessus des deux régions opérées.

La deuxième inclusion est enkystée, tout le pigment y est encore.

La première semble transformée en une poche ressemblant à un kyste sébacé, à contenu granulo-graisseux. Peut-être est-ce une coïncidence, l'animal ayant un autre kyste sébacé dans le dos. Tout le pigment est absorbé, la peau n'en contient plus en cet endroit. Il ne reste pas de trace locale de l'injection du 18 juin.

Toute la graisse de l'animal, aussi bien dans les membres et la tête que dans l'abdomen, est teintée d'un beau jaune franc, aussi vif que la couleur des fleurs de genêt.

Les glandes surrénales, de grosseur normale, sans congestion, sont plus jaunes que celles d'autres lapins, et la substance corticale est particulièrement colorée.

Si nous comparons ces trois dernières expériences, nous voyons : 1° que la graisse n'a été pigmentée que chez les deux animaux qui ont absorbé leur injection; la souris IV avait enkysté la sienne et n'a rien présenté d'anormal ; 2° que chez le lapin où l'examen macroscopique des glandes surrénales pouvait être de quelque importance, l'hyperpigmentation de ces organes a été nettement constatée. Pour faire la même vérification chez la souris, il eût fallu un procédé d'analyse histologique permettant d'*apprécier* au microscope la quantité relative de pigment contenu dans chaque organe, car les souris ont des glandes très petites; mais nos expériences ne sont ni assez anciennes ni assez nombreuses pour que cette analyse ait pu encore être faite.

Néanmoins puisque le tissu adipeux a réagi de la même façon chez les deux animaux, on peut présumer que le tissu surrénal a présenté une pareille similitude de réaction. Mais les expériences demandent à être poursuivies.

Tous ces faits, nous le répétons, sont encore trop peu nombreux pour entraîner la conviction. Néanmoins, ils nous font entrevoir des rapports spéciaux entre les glandes surrénales et certains pigments; tandis que l'opinion qui attribue aux lésions nerveuses l'origine de l'anomalie de pigmentation, n'a d'autre appui que l'hypothèse.

La localisation de la mélanodermie, qui, malgré certaines formes cliniques fréquentes, n'a pas de caractères absolument constants, ressemble bien à une action tro-phique.

Il est infiniment probable que les cellules pigmentées de la couche de Malpighi sont régies par des nerfs, et qu'une action modificatrice peut être apportée par ces nerfs, soit pour augmenter, soit pour diminuer la forma-tion du pigment. Ces idées du professeur Raymond sont très vraisemblables. Mais une lésion nerveuse irritative est-elle indispensable pour expliquer cette modification ? Il y a bien d'autres cas de pigmentation anormale qui peu-vent servir de termes de comparaison.

Sans même faire intervenir la direction nerveuse, hy-pothétique, disons seulement ce qui est sûr quant à pré-sent :

L'hyperpigmentation est une suractivité nucléaire pig-mentogène (1). C'était d'ailleurs la seule action invoquée par Béhier.

Cette suractivité peut avoir une cause occasionnelle connue. Bien que la prédisposition individuelle puisse à bon droit être invoquée, c'est à l'occasion d'un phénomène particulier que se manifeste la pigmentation (2).

1° La cause peut être externe. Le plus souvent, c'est une irritation locale.

---

1. Toutes ces idées nous ont été communiquées par M. Barthélé-my, que nous remercions bien sincèrement.

2. Il y a néanmoins des cas de pigmentation sans cause occasion-nelle ; ils sont d'ordinaire permanents, souvent congénitaux. Les plus remarquables sont les *nævi*.

La teinture d'iode a plusieurs fois laissé, comme trace permanente, un placard pigmenté. M. Bar possède une photographie d'une femme très fortement teintée et d'une façon permanente, à la suite d'une application de ce médicament.

M. Dubreuilh a présenté à la Société de dermatologie (1) un homme chez lequel un sinapisme aux lombes détermina l'apparition d'une large zône fortement pigmentée qui fit ensuite tout le tour de l'abdomen jusqu'au scrotum (disposition analogue à celle du zona, mais bilatérale).

La saleté peut produire le même phénomène. M. Barthélémy possède un assez grand nombre de photographies prises à Saint-Lazare, représentant le périnée et la face interne des cuisses noircis par suite de l'irritation due aux écoulements vaginaux, chez les femmes peu soigneuses.

Le seul traumatisme permanent apporté par le corset détermine parfois une véritable ceinture colorée. Il peut, par exception, déterminer le phénomène inverse et produire une leucodermie locale, une ceinture vitiligoïde, comme l'a montré MM. Barthélémy et Hallopeau à la Société de dermatologie (2).

L'action la plus remarquable est celle de la phtiriase. La mélanodermie peut être, dans ce cas, absolument analogue à celle des addisoniens, et plusieurs erreurs de

1. *Annales de dermat.*, 1891, p. 76.
2. *Ann. de dermat.*, 1895, p. 388 et 471.

diagnostic ont été commises. Les muqueuses même sont atteintes par la pigmentation (1).

M. Barthélémy nous a montré la photographie d'un cas remarquable de cette nature, dont s'est occupé M. Portalier, à la Société de dermatologie (2).

Le mal des vagabonds, qui n'a d'autre cause que la saleté de la misère, terrain propice à la phtiriase, rend quelquefois la pigmentation régionale, et quelques médecins ont cru pour cela que les addisoniens sont plus fréquents en Bretagne qu'ailleurs (3).

2° Si la cause est interne, elle peut être de plusieurs natures :

A. — De nature chimique. Les deux substances les plus fréquemment incriminées sont le nitrate d'argent et l'arsenic. Pour le nitrate d'argent, plusieurs auteurs ont pensé que la coloration de la peau doit être due à un dépôt d'argent métallique pulvérulent. C'est très admissible, bien que ce ne soit pas universellement admis.

Mais l'arsenic détermine bien la formation de véritable pigment, même sur les muqueuses (4). M. Barthélemy s'est occupé de ces pigmentations de causes médicamenteuses.

B. — Elle peut être de nature infectieuse. La nature de l'infection est très variable.

---

1. Voir Barthélémy. *Ann. de dermat.*, 1895, p. 351. Deux cas de mélanodermie de symptomatologie semblable, mais de cause différente.

2. Voir aussi Thibierge. Soc. méd. des hôpitaux, 1891.

3. Voir Grisel. Thèse de Lyon, 1892.

4. Voir Caspary. *Arch. für dermat.*, 1894.

Le paludisme donne assez fréquemment une teinte foncée de la peau. Notons aussi que cette maladie s'est trouvée plusieurs fois dans les antécédents des addisoniens. Nos deux dernières observations, dues à M. Marie, ont trait à d'anciens soldats des colonies atteints de fièvre palustre. M. Letulle en a soigné un autre dont Ihler relate l'observation. Il peut y avoir là, sinon une action prédisposante, ce qui est à rechercher, du moins une simultanéité d'action sur le pigment.

La syphilis pigmentaire est relativement fréquente et commence à être bien connue.

La lèpre donne aussi lieu à une mélanodermie qu'on voit rarement dans nos pays parce que la maladie y est elle-même très rare.

Dans la pellagre, on pourrait être tenté de faire la part de la saleté, mais le mal des vagabonds a une physionomie clinique différente. De plus il y a dans la pellagre une véritable dermatose accompagnant l'affection générale, et les fonctions pigmentogènes sont aussi atteintes que les autres fonctions cutanées.

C. — La cause peut être enfin d'origine viscérale.

Chez les paludiques, dont nous nous sommes occupés, le foie et la rate ont été touchés par la maladie ; on ne trouve pas de lésions caractéristiques ailleurs.

Dans le diabète bronzé, jusqu'à ce que ceux qui veulent faire rentrer tous les diabètes dans la classe des maladies nerveuses (1) fassent triompher leurs idées, nous verrons une maladie d'origine viscérale.

1. Voir la discussion dans la thèse de Sorel.

Chez les femmes enceintes, la pigmentation est restée longtemps un problème, et l'on hésite encore à l'expliquer. On a voulu y voir l'action d'une perturbation nerveuse. Nous accordons que la manie puerpérale existe, mais ses rapports avec la pigmentation ne sont rien moins que démontrés, et l'on n'a déterminé encore aucun autre phénomène nerveux spécial. Que l'on songe au contraire que la stéatose du foie est physiologique dans la grossesse (1) et l'on ne pourra s'empêcher de reporter, avec M. Hanot la pigmentation des trois cas que nous venons de citer sur les altérations viscérales d'organes aussi importants dans les échanges organiques.

Pourrons-nous faire entrer la mélanodermie addisonienne dans la classification précédente?

Il y a intoxication chronique, assez clairement montrée, et altération viscérale, constatée un nombre de fois considérable. Qu'avons-nous besoin d'invoquer une altération nerveuse dont la causalité serait inexpliquée?

Le rôle du système nerveux, nous le reconnaissons obligatoirement dans presque tous les cas: les intoxica-

---

1. Nous avons observé, dans le service de M. Bar, une femme enceinte dont le visage portait un masque très apparent, et dont les seins et le ventre étaient noirs comme ceux d'une négresse. Une première grossesse avait été accompagnée du même phénomène. Le foie était très gros et débordait les fausses côtes d'un travers de main. De plus cette femme avait eu dans son enfance une affection hépatique accompagnée d'un ictère très prolongé. On peut voir, dans ce dernier fait, une prédisposition acquise aux phénomènes qui se sont manifestés.

tions, les irritations (1), les infections, les maladies viscérales n'agissent pas directement sur une cellule épidermique ; la modification fonctionnelle est transmise à celleci, comme sont transmis toutes les modifications à distance.

Le mécanisme précis de cette action, qui se comporte comme un phénomène trophique, ne nous est pas connu, mais il ne s'explique pas davantage si l'on invoque une lésion nerveuse comme cause nécessaire.

D'ailleurs, cette lésion nerveuse ne s'appliquerait qu'à un cas particulier, celui de la pigmentation addisonienne, tandis que l'altération viscérale et l'intoxication, ou tout au moins la modification du sang, sont communes à toutes les pigmentations de cause interne. Il est donc logique d'attribuer à l'insuffisance capsulaire une action causale, comme M. Hanot l'attribue à l'insuffisance hépatique.

IV

Exposé de l'insuffisance surrénale.

L'intoxication chez les addisoniens nous semble manifeste après ce que nous avons vu. La cause de cette in-

1. Le cas cité par M. Dubreuilh montre bien nettement l'intervention du système nerveux.

toxication est-elle aussi manifeste que chez les animaux acapsulés ?

Nous aurons toujours, dans la recherche des preuves, une barrière opposée par la différence profonde entre la biopsie chez le animaux et la nécropsie chez l'homme.

Les symptômes provoqués chez les animaux sont attribuables à l'ablation, à la cautérisation, à l'évidement, à la ligature, etc.

Les symptômes morbides chez l'homme coïncident le plus souvent avec des lésions surrénales plus ou moins étendues. Il est logique de les attribuer à ces lésions. Mais dans les cas où les glandes surrénales ont l'apparence de l'intégrité, quelle pathogénie invoquer ?

La réponse est bien simple. Ce n'est pas l'absence des organes qui occasionne les symptômes, c'est l'absence de leurs fonctions (1).

Si l'organe, en place et en intégrité matérielle, ne fonctionne pas, le résultat est le même que s'il était détruit.

Peut-on trouver une cause à cet arrêt fonctionnel ?

Considérons que dans bien des cas, les lésions très diverses du système nerveux abdominal en avaient imposé au point qu'on leur attribuait toute la genèse des symptômes, à l'exclusion des glandes surrénales. Ces lésions sont donc relativement fréquentes, et parmi les cas peu nombreux où les glandes surrénales étaient d'ap-

1. C'est pourquoi nous avons modifié la phrase de Brown-Séquard au début de la troisième partie.

parence normale, la plupart, examinés attentivement, ont montré soit de la compression par ganglions caséifiés ou par sclérose des tissus, soit une dégénérescence caséeuse ou autre des nerfs et des ganglions nerveux, en un mot une lésion matérielle.

Dans ces conditions, la glande surrénale, mal innervée, fonctionne mal et ne fournit plus à l'organisme ce qui lui est nécessaire.

Nous ne revenons certes pas à la théorie nerveuse, puisque nous tenons à attribuer à l'insuffisance ou à l'arrêt des fonctions surrénales le rôle efficient. Mais nous pouvons attribuer aux nerfs splanchniques le rôle occasionnel, dans l'équilibre vicié des échanges organiques.

Nous pouvons même aller plus loin. Des cas où les lésions nerveuses elles-mêmes seraient absentes pourraient fort bien s'expliquer par une influence de déséquilibration sans trace organique. Les dyspeptiques par atonie gastrique ont, au début de leur affection, la muqueuse normale ; une excitation secrétoire par une thérapeutique bien conduite remet les choses en état ; il n'y avait donc pas lésion matérielle.

Citons, comme exemple, le cas de Maragliano (1). Il s'agit d'un addisonien avéré, à syndrôme pur. « Son anamnésie n'est pas compromise : il n'a rien de tuberculeux (Il n'a, non plus, ni syphilis ni autre affection générale). Bien plus, les effets (de sa maladie) ne sont que faibles, bien qu'ils durent depuis trois ans. Et, par contre, *il est*

1. *Riforma medica*, 4 déc. 1894. Maragliano est, à notre connaissance, le premier auteur qui ait avancé cette opinion.

neurasthénique et névropathe. Rien d'impossible donc, à ce que la maladie d'Addison soit apparue chez lui comme conséquence des troubles d'une innervation lésée (1). Certainement mon opinion est audacieuse, dans l'état actuel de nos connaissances. Mais vous conviendrez que rien malgré cela n'empêche la possibilité de la chose. »

Moins exigeant encore que Maragliano, nous nous contenterions d'une innervation troublée.

Mais de tels cas sont l'exception. En général, il y a maladie bien constatée des glandes surrénales, et comme la tuberculose domine les causes étiologiques, il arrive fréquemment que d'autres organes sont tuberculisés ; c'est pourquoi les ganglions semi-lunaires et les plexus sympathiques ont été si souvent trouvés atteints. Que leur lésion propre ait influé par contre-coup sur le reste du parenchyme surrénal existant encore, c'est possible ; mais le rôle important, le rôle efficient des symptômes, n'en reste pas moins à ces glandes.

Quant aux altérations nerveuses secondaires de par l'intoxication, elles peuvent très bien exister et donner lieu à des symptômes propres, mais elles ne sont pas encore étudiées. Elles l'ont été à peine chez les animaux (2).

---

1. Quelques lignes plus haut, Maragliano affirme qu'il considère l'insuffisance surrénale comme la cause véritable et constante.

2. Après un nombre considérable de publications sur la physiologie surrénale, M. Boinet, qui avait semblé d'abord admettre l'intoxication, a décrit des altérations nerveuses ; puis, retirant de leur importance aux glandes surrénales, il semble se rallier en partie à chacune des deux théories, tout en les laissant irréductibles. Nous

Rien ne nous empêche plus d'admettre l'insuffisance des fonctions surrénales dans la genèse des symptômes addisoniens. De plus, cette notion est applicable à tous les cas cliniques, qui présentent tant de physionomies différentes.

Pensons, en effet, à la diversité d'accidents auxquels donne lieu l'insuffisance rénale. Il est impossible de décrire *une* néphrite; on ne peut que faire un chapitre *des* néphrites. Aucun pathologiste ne parlera de la maladie rénale, mais on pourra très bien parler d'un néphrétique, d'un brightique.

Il en est de même pour l'insuffisance surrénale. Un ensemble symptomatique permet de faire le diagnostic, mais un addisonien diffère beaucoup d'un autre addisonien.

Tous deux ne réagissent pas de la même façon à leur intoxication; loin de présenter la même évolution morbide, comme s'ils avaient la rougeole, leur organisme peut être influencé de manières très diverses : l'un par une pigmentation de nègre, l'autre par des vomissements incoercibles; l'un par une impotence musculaire plus ou moins gênante, l'autre par des douleurs intolérables; l'un par une évolution chronique de plusieurs années, à rémissions lui permettant de vivre avec son mal, l'autre par une marche rapidement progressive, anéantissant en quelques semaines toutes ses forces vitales et aboutissant à une mort presque foudroyante.

avouons que nous ne comprenons absolument rien aux conclusions de ses expériences.

En un mot, il n'y a pas une maladie d'Addison, il y a
des addisoniens. Nous avons affaire à un syndrôme clinique qui nous manifeste extérieurement l'insuffisance d'un
viscère, et non à une maladie spécifique, M. le professeur
Landouzy insiste particulièrement sur cette distinction.

Nous voyons, de plus, que le syndrôme peut être incomplet sans que pour cela nos connaissances en soient
infirmées. On a vu assez fréquemment des malades qui
ne vomissaient pas, ou qui n'avaient ni diarrhée, ni constipation, ou qui n'accusaient qu'une souffrance très sup-
portable, ou même (le cas est rare) qui ne souffraient
pas.

Cela nous permet de comprendre que la pigmentation
peut manquer, au même titre qu'un autre symptôme (1),
et non avec la signification particulière d'absence de
lésion nerveuse. Ainsi se trouvent expliqués les cas de
lésions surrénales constatées à l'autopsie de gens, tuberculeux le plus souvent, qui n'ont présenté aucune pigmentation pendant la vie (2). L'action toxique ne s'était
pas exercée sur la fonction pigmentogène; nous pouvons même dire ne s'était pas encore exercée.

Quand les autres symptômes sont très apparents, le
diagnostic peut à la rigueur être fait. M. Laveran en a
publié des cas. Et, quand les lésions surrénales sont une
découverte d'autopsie, on pense aux symptômes qui

1. De même que les crises d'urémie peuvent manquer dans l'insuffisance rénale.

2. Les observations de ce genre parlent toujours d'absence de pigmentation, et non d'absence de symptômes addisoniens.

auraient pu mettre sur la voie. Ewald (1) discute ce sujet à propos du cas qu'il relate, un peu hésitant sur la conclusion du diagnostic, et dans sa statistique Lewin compte
28 o/o de maladies surrénales sans pigmentation. Habi-
tuellement, les auteurs déclarent que ces sujets n'étaient
pas addisoniens; mais leur affirmation est téméraire, car
ils n'ont pas analysé les autres symptômes, n'ayant pas
été mis sur la voie.

Nous pouvons même remarquer que les animaux qui
meurent de tuberculose avec caséification surrénale n'ont
pas été examinés sous le rapport de la résistance à la
fatigue ; on ne peut donc dire qu'ils ne présentent rien
de commun avec les addisoniens.

L'asthénie musculaire, en effet, dont nous n'avons pas
encore parlé dans cette discussion, est le symptôme le
plus caractéristique; nous le disons avec Abelous et
d'autres auteurs. Nous ne connaissons pas, personnellement, d'observation où l'on ait affirmé son absence. Les
constatations physiologiques qui ont été faites concor-
dent toutes, sur ce point, et le défaut de résistance à la
fatigue, dont la notion peut toujours être séparée de celle
du défaut d'énergie contractile, a chaque fois été mise
en évidence.

Est-ce à dire que l'ergographe soit le seul moyen de
diagnostic sérieux? N'allons pas jusque-là, car encore
faudrait-il y penser, quand la pigmentation n'existe pas ;
et le malade, s'il se plaint de faiblesse, peut seul indiquer
quelquefois la piste à suivre. L'ergographe ne peut être

1. *Bert. Klin. Woch.*, 1893. Voir thèse de Ihler.

qu'un moyen de contrôle entre les mains des cliniciens qui ont l'habitude de s'aider au laboratoire, et ce ne sont pas encore les plus nombreux.

Pour insister encore sur la non-spécificité du syndrome addisonien, nous pouvons remarquer que la cause de l'insuffisance surrénale peut être quelconque. La tuberculose est la plus fréquente, et c'est pourquoi la cachexie tuberculeuse vient souvent compliquer le cas, et le rendre plus difficile à traiter. Mais, en dehors même des cas où la tuberculose se localise presque exclusivement dans la glande surrénale, plusieurs observations invoquent d'autres facteurs morbides.

La syphilis a été mise en cause de la façon la plus formelle :

Par Sacaze (1) qui, n'ayant pu faire d'autopsie, s'appuie sur les rapports de temps entre l'infection primitive, le traitement deux fois pris et abandonné, et l'évolution des phénomènes.

Par Gaucher (2) qui, ayant fait le double diagnostic pendant la vie, le confirma à l'autopsie.

Par Beaven Rake (3) qui fit la même vérification, aidée de l'analyse bactériologique.

Par Chiperowitch (de Kiew) (4) qui, par un traitement spécifique prolongé, amena une amélioration considérable dans l'état du sujet.

Sacaze et Chiperowitch insistent sur l'utilité de rechercher cette affection dans les cas où la cause étiologique est obscure. Ce serait en effet fort utile au point de vue thérapeutique.

Hansemann (5) cite un cas où il a trouvé une aplasie de la

1. *Gazette des Hôpitaux*, 1895, p. 58.

2. *Ann. de dermat.*, 1880.

3. *The Lancet*, 1889, p. 214.

4. Soc. méd. Saint-Pétersbourg, 24 mars 1895.

5. *Berl. Klin. Woch.*, 6 avril 1896.

substance corticale. Toute la masse des organes est transformée en un tissu réticulé contenant de grosses cellules pigmentées. Mais il ne nous éclaire pas sur la cause de cette aplasie ;
il pense seulement qu'elle est acquise et non congénitale, car
le malade avait vécu trente ans bien portant.

Enfin Riehl (de Vienne) (1), a traité, pendant un an, un malade
atteint de mycosis fongoïde. Dans les dernières semaines de sa
vie, cet homme présenta tout à coup le syndrome addisonien à
évolution rapidement fatale.

L'autopsie montra de nombreux noyaux de mycosis dans la
plupart des viscères et dans les deux glandes surrénales.

1. *Wiener Klin. Woch.*, 1893.

QUATRIÈME PARTIE

Thérapeutique.

I

Opothérapie.

Nous pensons, après cette longue étude, que le rôle de l'insuffisance surrénale est suffisamment admis. Qu'on se rappelle maintenant la coïncidence entre la date des premiers travaux de Langlois et Abelous, et celle des communications de Brown-Séquard, qui eurent le plus grand retentissement.

De ses recherches sur les extraits liquides retirés des glandes, recherches poursuivies pendant plusieurs années, l'illustre physiologiste concluait à la possibilité de restituer à l'organisme les principes dont il est privé par les lésions ou le défaut de sécrétion interne de certains organes malades ou insuffisants.

Il a même généralisé son idée à toutes les parties qui

peuvent fournir des extraits actifs : « La méthode thérapeutique que nous proposons ne comprend pas seulement
l'emploi des liquides retirés des diverses glandes, mais
aussi de tous les tissus spéciaux non glandulaires (1) ».

Telle est donc l'origine de l'opothérapie, dont l'auteur
prévoyait déjà toute la portée.

Quelque temps cantonnée dans l'emploi de l'extrait testiculaire, le seul que les journaux humoristiques connaissaient encore, cette méthode prit tout à coup un grand
développement par les progrès de la question thyroïdienne.

Le lecteur a dû remarquer plusieurs fois le parallèle à peu
près constant entre cette dernière question et celle qui nous
occupe (2).

Les premières capsulectomies de Brown-Séquard sont exactement contemporaines des premières thyroïdectomies de
Shiff (1856).

Les objections de Philippeaux et de ses contemporains furent
adressées aux deux auteurs. Les deux questions restèrent assez
longtemps dans l'oubli. La mort fut attribuée dans les deux
groupes d'expériences aux lésions nerveuses. Shiff reprit les
études thyroïdiennes en 1884. Nothnagel les études surrénales
en 1885.

Le rôle du corps thyroïde dans l'organisme fut pourtant démontré le premier, et, en 1890, l'influence heureuse des greffes
était non seulement reconnue, mais proposée pour la guérison du myxœdème chez l'homme.

1. Brown-Séquard et d'Arsonval. *Arch. de phys.*, 1891, p. 496.
2. Voir Guart (*op. cit.*).

On sait que les tentatives de Lannelongue, Bircher, Kocher échouèrent par résorbsion de la glande greffée.

La seule tentative de greffe surrénale fut faite par Augagneur, en 1891, chez un enfant de 14 ans, et fut suivie de mort en quelques jours (1).

Vassale et Gley, après les premières communications de Brown-Séquard, tentèrent les injections d'extrait thyroïdien chez les animaux et Murray en fit autant chez l'homme en 1891 ; aussitôt les essais, multipliés partout furent suivis de remarquables succès.

Enfin Howitz, en 1892, obtint par l'*ingestion* de lobes thyroïdiens les résultats que l'on sait. Depuis, les communications se multiplièrent tous les jours sur les effets thérapeutiques de ces glandes.

Si les essais d'opothérapie surrénale ont suivi de près ceux dont nous venons de parler, il faut avouer que les résultats n'ont pas été aussi remarquables.

Nous verrons ce qui a été fait et ce qui a été obtenu. Mais nous pouvons dire dès à présent que, si l'action des deux glandes est comparable ou analogue, elle n'est pas identique dans son mécanisme (2).

Nous connaissons, du moins d'après les auteurs les plus autorisés, le mode d'action de la sécrétion thyroïdienne, dont l'insuffisance provoque l'intoxication myxœdémateuse et dont l'hypersécrétion provoque l'intoxication basedowienne.

Nous savons que l'introduction dans l'organisme de

1. Soc. des sciences méd. de Lyon, 28 décembre 1892.

2. Ces idées ont été développées devant nous par M. Béclère, en communication orale particulière.

suc. thyroïdien produit immédiatement presque sous les yeux de l'opérateur, soit la démyxœdémisation dans le cas d'insuffisance des glandes du sujet, soit l'hyperthyroïdisation si leur fonctionnement était normal, ou si la quantité artificiellement introduite était trop considérable.

Il en est tout autrement pour les glandes surrénales. Nous connaissons les effets de leur insuffisance, mais nous ignorons si l'exagération de leur fonction amène des phénomènes quelconques, s'il existe une hypercapsulisation.

On le saura peut-être, soit en provoquant leur hypertrophie expérimentale au moyen de toxines, soit en introduisant pendant longtemps dans l'organisme une certaine quantité d'extrait ou de suc (1).

On sait, de plus, comme nous le montrerons, que l'action de ces dernières substances n'est pas immédiate ; si Brown-Séquard et Langlois ont pu prolonger de quelques heures la vie d'animaux acapsulés, l'opothérapie humaine demande plus longtemps pour manifester un résultat ; ce n'est pas sous l'influence d'une dose qu'on voit l'asthémie diminuer ; dans les cas où l'on a constaté une amélioration, celle-ci ne s'est montrée qu'au bout d'un temps assez long, au moins une semaine, au plus quelques mois (2).

Notons pourtant que la tension vasculaire et la diurèse

1. Les expériences faites jusqu'ici ne sont pas assez nombreuses ni assez concluantes, et la nature des extraits n'est pas assez connue. Langlois et Charrin ont déjà montré l'influence toxique de l'hypersécrétion sous l'action de la pyocyanine (V. p. 46).

2. Le plus souvent de trois à six semaines.

ont été relevés dès les premiers jours, comme chez les myxœdémateux.

Ces différences profondes ne doivent pas faire douter de l'avenir de l'opothérapie. Il est fort probable que cette méthode ne se généralisera pas à tous les tissus, et que ses indications se restreindront à des cas pathologiques spéciaux à mesure qu'elle se précisera. Mais il y a quelque mauvaise grâce à la repousser par un scepticisme imprudent, sous prétexte qu'elle rappelle certains procédés enfantins de l'ancienne pharmacopée, ou des habitudes populaires primitives, comme l'emploi du cœur des tourterelles, ou des pièces d'honneur des corridas d'Espagne après la mort du taureau.

Chacun sait d'ailleurs que les railleries littéraires ne sont que des boutades humoristiques bien innocentes ; et si Sganarelle vit toujours, il voit de quoi rire, mais non de quoi gronder.

Quant aux hommes de science, qui savent bien qu'il ne s'agit pas de faire manger de la jambe aux amputés, ils attendent avec confiance, espérant, avec le professeur Landouzy, que « le jour où l'opothérapie scientifique sera une arme éprouvée dans la main du praticien, la thérapeutique aura décuplé ses forces, puisqu'elle sera en mesure de suppléer à une défaillance fonctionnelle par un apport adéquatement fonctionnel. »

II

Emploi des extraits surrénaux.

La première tentative d'injection a été faite par Abelous. Langlois et Charrin dans le service du professeur Bouchard (1). Mais le malade, à la dernière période de la tuberculose, est mort rapidement. On n'a pu constater qu'une abondante diurèse, comme celle qui suit le traitement thyroïdien du myxœdème.

Chauffard a tenté le même traitement, également sans succès, chez la malade qui fait l'objet de son cours sur l'intoxication (voir plus haut, p. 56). Après huit injections, l'amélioration était nulle, car une légère augmentation de force pouvait être mise sur le compte de la suggestion.

Nous savons comment la mort arriva, mais nous ne l'attribuons nullement aux injections qui avaient été abandonnées à cause de la douleur locale.

Un cas de Langlois, cité dans la thèse de Mahé (2) est plus encourageant. Les injections ont été bien supportées tous les deux jours, et au bout d'un mois, l'anorexie

1. Soc. biol., 1892, p. 623.
2. Thèse de Paris, 1891.

et l'asthénie étaient très réellement diminuées, malgré le mauvais état pulmonaire. Mais le malade, parti dans le midi, n'a plus donné de ses nouvelles.

Un second cas de Langlois, cité dans la même thèse, n'a donné aucun résultat, la malade ayant refusé le traitement dès les premiers jours à cause de la douleur.

Foa, Pellacani, et Zuco n'hésitent pas à attribuer aux injections la mort de leurs sujets.

Maragliano, au contraire, se montre très satisfait du résultat, chez le neurasthénique dont nous avons parlé. Le malade, précédemment alité, pouvait se lever et marcher après la dixième injection. L'auteur attribue cette différence d'action à ce qu'il s'était servi, comme Charrin, d'extrait glycériné (1), tandis que Foa et Zuco employaient de l'extrait aqueux, ce qui aurait favorisé la présence de la névrine, très toxique. Pourtant, remarquons que Langlois s'est servi d'extrait aqueux, et ne s'en est nullement repenti, tandis que Chauffard a employé l'extrait glycériné sans rien obtenir.

Oliver avait commencé un traitement par injection, mais il ne put le continuer, sa malade l'ayant quitté.

Sur ces entrefaites, Schafer montra que la digestion gastrique artificielle n'altère pas l'extrait surrénal. Oliver pensa aussitôt qu'il serait préférable de faire boire l'extrait au lieu de l'injecter. Il obtint ainsi deux améliorations en trois mois (2); les malades gagnèrent du poids et

---

1. 100 parties de capsules, 30 p. de glycérine et 100 p. d'eau.
2. Oliver. *Internat. clin. Phila.* 1894, p. 23.

furent débarrassés des nausées et de l'anorexie, mais restèrent tout aussi pigmentés.

Rolleston (1) traita par le même procédé une femme qui fut aussi soulagée de ses vomissements et se sentit plus forte ; l'auteur affirme que l'état général était bien meilleur au moment de la publication (avril 1895).

Par contre, Grainger Stewart (2) n'en a absolument rien obtenu.

L'année suivante (1895) Pitres rapporta (3) l'observation de deux hommes chez lesquels les injections ont déterminé, outre une irritation locale très douloureuse, une aggravation de l'état général.

Dans une communication orale, M. Faisans dit avoir vu la disparition de la mélanodermie malgré la persistance des autres symptômes.

Encouragé par cet exemple, M. Darier a traité l'un des deux malades qu'il avait présentés à la Société de dermatologie (4). Ce jeune homme âgé de 17 ans, était très intéressant par la longueur de l'évolution de sa maladie. La pigmentation avait débuté à l'âge de 10 ans, et avait lentement progressé ; ce n'est que sept ans après que que d'autres symptômes, douleurs, courbatures, troubles digestifs, asthénie vérifiée à l'ergographe et au dynamographe sont venus éclairer le diagnostic.

1. *Op. cit.*

2. *Encycl. of. med. New-York*, 1894.

3. 2e Congrès de méd. interne. Bordeaux, 10 août 1895.

4. Voir *Ann. de dermat.*, 1895, p. 464.

Tous les deux jours il recevait un centimètre cube d'extrait glycériné.

Malheureusement, le quinzième jour apparut un phlegmon de la fesse, malgré les plus grandes précautions d'asepsie ; après l'opération, le malade refusa de suivre aucun traitement. Une amélioration apparente dans les derniers jours, n'était pas assez certaine pour qu'on ne pût invoquer une part de suggestion.

Le sujet présenté à la Faculté par le professeur Dieulafoy (1) a retiré un bénéfice incontestable des injections qui lui furent faites tous les deux jours, de la fin de mai au commencement de juillet 1895. Il était entré avec un très mauvais état général, et put reprendre un peu de travail en sortant.

Comme dans la plupart des cas, ce travail amena le retour des accidents.

Dans un second séjour à l'hôpital, les injections furent de nouveau essayées, mais après une douleur locale qui fit craindre la lymphangite, elles furent remplacées par l'ingestion dont nous allons parler.

Plus récemment, Osler (2) a rapporté un cas où l'emploi de l'extrait surrénal avait donné les plus grands bénéfices.

Par contre Murrell (3) n'en a obtenu aucun succès.

Nous pouvons constater par ces quelques faits, que les

1. Cours de pathologie interne, 27 février 1896. Voir observation III.

2. *Internat. méd. mag., Phila.*, 1896-7, V, 3-11.

3. *Lancet Lond.*, 1896, I, 289.

résultats ont été des plus contradictoires, comme les expériences chez les animaux. Les insuccès dépassent un
peu en nombre les améliorations.

Aussi, nous ne pouvons que compléter ce que nous
avons dit à propos de la physiologie : les extraits sont
trop peu connus, leur action est trop variable même
lorsqu'on les prépare d'une manière uniforme, pour qu'on
puisse les employer scientifiquement en clinique.

Jusqu'à ce que des études longues et sérieuses nous
aient renseignées sur tous les éléments qu'ils peuvent ren
fermer, il vaut mieux les tenir en suspicion.

Ajoutons que les injections sont douloureuses, cette
cause ayant quelquefois suffi pour faire renoncer au traitement. De plus, ce qui est bien plus important, on n'est
pas à l'abri des accidents septiques, ainsi que nous l'a-
vons vu. Si de pareils accidents arrivent dans un hôpital
où les plus minutieuses précautions sont prises, que peut-
on attendre en clientèle de ville (1) ?

Aussi ne saurions-nous nous associer, du moins quant
à présent, à l'opinion de Schafer et Oliver qui proposent
d'employer les extraits surrénaux comme hémostatiques,
profitant de leur action tonique vasculaire, à moins que
cet emploi soit sans danger d'absorption. Tel est le cas
de l'usage fait par Bates (2), de l'extrait surrénal comme
astringent et hémostatique en ophtalmologie. D'après lui,
cet agent, le seul *purement vaso-constricteur*, est bien
supérieur à tous les autres.

1. D'après les remarques de M. Caussade, les extraits glycérinés,
même aseptiques, ont une action nécrosante sur les tissus.

2. *New-York, med. Journ.*, 16 mai 1896.

III

INGESTIONS DE GLANDES SURRÉNALES.

Le procédé d'ingestion d'Oliver et Schafer pouvait être substitué à l'injection sous-cutanée. Mais puisque la nature des extraits est encore inconnue, à quoi bon faire une opération peut-être incomplète ou fautive, au lieu de placer le parenchyme surrénal au contact du tube digestif qui se chargerait lui-même d'extraire tout ce qui doit être utilisé ?

Après les succés de Howitz en thérapeutique thyroïdienne, succès vérifiés et multipliés par une foule d'auteurs, cette idée devait s'imposer.

A notre connaissance, la priorité en revient à M. Béclère, qui a fait le premier essai en octobre 1894 (Voir obs. IV). Puis M. Marie a traité ainsi les trois cas dont nous parlerons (1). Les deux premiers ont été publiés dans la thèse d'Epelbaum (2).

M. Marie réserve le nom d'organothérapie à cette forme spéciale d'opothérapie.

Nous n'avons pu en réunir que six cas, dont l'un nous est personnel. C'est un nombre bien insuffisant,

1. Obs. II, V et VI.
2. Thèse de Paris. 11 décembre 1895.

mais l'organothérapie date d'hier, comme chacun le sait, et les addisoniens sont rares.

Ce petit nombre d'observations nous permet néanmoins de constater que ce procédé est préférable à celui des injections.

On peut objecter que les sucs digestifs doivent altérer les produits de sécrétion de la glande. Mais les phénomènes qui suivent l'ingestion nous permettent de répondre.

Il n'est pas indifférent d'absorber une quantité quelconque de ces organes. Et il faut ici tenir compte de l'animal qui les fournit.

M. Béclère a pu donner jusqu'à 10 grammes de glande de mouton sans constater aucun phénomène anormal.

M. Marie a dû limiter à un gramme dans le premier cas, à 2 grammes dans les deux autres (1), la dose quotidienne de glandes de veau. Nous-même n'avons pas pu dépasser 3 grammes de la même provenance.

On sait, en effet, que les glandes surrénales du veau sont relativement plus grosses que celles de l'animal adulte. Il y a plus, M. Marie dans ses premiers essais a constaté des altérations fréquentes dans les organes provenant du bœuf, alors que ceux du veau sont toujours en bon état. M. Pettit nous a confirmé cette opinion, en y ajoutant cette notion importante, que les glandes sont beaucoup plus actives fonctionnellement, chez les animaux les plus jeunes. C'est au début de la vie que leur

1. Observations II, V et VI,

sécrétion est le plus abondante ; c'est donc à ce moment qu'il faut les utiliser pour y trouver plus facilement la fonction de suppléance que l'on cherche.

On n'a pas, que nous sachions, essayé de donner de fortes doses à l'homme. Mais les cas que nous possédons nous permettent de dire qu'une dose initiale de 2 à 3 grammes de capsule de veau provoque certains phénomènes d'intolérance.

Chez notre malade, nous avions institué, dans un simple but de tâtonnement, une progression débutant à 0 gr. 80 centigrammes, et augmentant assez rapidement.

Le septième jour, la dose atteignit 3 grammes et occasionna un sentiment de gêne épigastrique angoissante, rappelant plus ou moins la nausée ou le vertige, et très pénible par sa continuité, surtout la nuit.

Cette sensation eut quelques variantes, mais se reproduisit dans les quinze premiers jours et ne fut calmée que par des inhalations d'oxygène (1). Ensuite les doses furent plus lentement augmentées, et la tolérance s'établit bien jusqu'à la limite de 3 grammes.

Nous avons ingéré nous-même des doses variant de 2 à 5 grammes, et chaque fois nous avons ressenti une pesanteur épigastrique et abdominale douloureuse, d'une durée de plusieurs heures.

---

1. L'oxygène a été conseillé par M. Langlois, comme partie d'un traitement rationnel, parce que l'action anti-toxique surrénale semble être une oxydation.

Dans le premier cas cité par M. Marie (1), la dose de
1 gramme a été bien supportée dans un premier séjour ;
après avoir travaillé quelque temps, la malade se trou-
vant dans un état général plus mauvais, la moitié de la
même dose, o gr. 50, a été vomie deux fois ; la tolérance
ne s'est établie que pour o gr. 25.

Notre malade n'avait vomi qu'une fois la capsule, mais
cet accident doit être attribué à l'extrait de quinquina et
à la teinture de noix vomique qu'elle prit en même temps
ce jour-là.

Les deux autres sujets de M. Marie (2), anciens soldats des colonies devenus addisoniens après impaludisme,
ont présenté tous deux une action vasomotrice intense
provoquant une asphyxie temporaire des extrémités digi-
tales.

Le fait a été directement contrôlé, car il n'y avait aucun
compte à tenir du dire de ces deux hommes, qui ont
menti plusieurs fois. Les gastralgies et les céphalées
qu'ils ont accusées tous deux après les doses dépassant
2 grammes peuvent être tenues pour suspectes. Pourtant
ils étaient neurasthéniques et pouvaient bien souffrir.

Cette asphyxie locale n'a pas été constatée par d'autres
observateurs.

Citons enfin une observation de Clark (3). Celui-ci
traita une femme atteinte de diabète insipide en lui donnant deux fois par semaine, le soir, une capsule de mou-

1. Voir observation II.
2. Voir observations V et VI.
3. *Brit. med. journ.*, 1895.

ton finement hachée. Deux heures après la malade éprouvait des bouffées de chaleur, des vertiges qui l'empêchaient de se lever, puis des sueurs abondantes qui duraient jusqu'à ce que vînt le sommeil (1).

De ces faits nous pouvons conclure que l'organisme manifeste une certaine intolérance pour les doses trop élevées. Mais nous avons vu, dans notre cas personnel, où les doses ont été augmentées peu à peu, que la tolérance s'établit progressivement (2).

Nous avons vérifié ce fait récemment, chez un tuberculeux à une période avancée, dans le service de M. Dalché à l'hôpital Beaujon. Cet homme, déjà cachectique, présentait aussi le syndrome addisonien, par sa teinte brune foncée, quelques taches sur la muqueuse des lèvres et une asthénie considérable, hors de proportion avec ses lésions tuberculeuses. Le traitement se trouvait indiqué, mais sans aucun espoir d'amélioration, vu le très mauvais état pulmonaire.

La première dose le 6 juin 1896 a été de 0 gr. 20 et chaque jour on l'a augmentée régulièrement de 20 centigrammes; actuellement cet homme prend 3 grammes quotidiennement sans avoir jamais éprouvé la moindre gêne; mais l'état général s'aggrave tous les jours par le fait des poumons.

1. Ajoutons que l'état général fut beaucoup amélioré, et que la diurèse quotidienne tomba de 16 litres à 2 litres. Cette action des glandes surrénales sur le diabète demande à être étudiée.

2. Rappelons-nous que Cybulski pouvait, par des doses progressives, immuniser un animal contre la toxicité des extraits surrénaux (V. plus haut, p. 49).

Il y avait un certain intérêt à rechercher la toxicité de cette substance chez les animaux.

A cet égard nos expériences ont été absolument négatives.

Nous avons donné pendant plusieurs jours les quantités relativement très grandes de 4 grammes à un lapin de 1200 grammes, d'environ 10 grammes à deux chiens de 10 et 12 kilogrammes, sans constater le moindre phénomène anormal (1). Pourtant ce fait n'a pas lieu de nous surprendre, car Gilbert Ballet et Enriquez (2) ont pu donner à des chiens vingt à trente lobes thyroïdiens par jour, pendant deux mois environ, sans produire de résultat, alors que l'injection d'extrait glycériné provoquait aussitôt l'hyperthyroïdisation et la mort.

Nous pensons que la forme de l'administration du médicament n'est pas indifférente. Les morceaux de glande se sont montrés beaucoup moins actifs, chez notre malade, que la pulpe réduite en bouillie. On arrive très facilement à ce résultat en ouvrant comme un rein l'organe complètement débarrassé de la graisse environnante, en grattant le contenu de la capsule fibreuse (3) et en le hachant bien.

1. Les glandes surrénales de l'un des deux chiens ont été trouvées parfaitement normales.

2. *Médecine moderne*, 28 décembre 1895.

3. L'opinion qui n'accorde d'activité qu'à la substance médullaire nous paraît peu fondée, aucune expérience ne permettant de l'affirmer. Dubois ne fait que le présumer. Jusqu'à preuve du contraire, nous conseillerons d'employer les deux substances corticale et médullaire.

L'opération doit être faite sur un taffetas imperméable ou sur une soucoupe vernissée, car il importe beaucoup de ne pas perdre le suc liquide.

Le mode d'ingestion peut être varié au gré du malade : le bouillon, préféré par M. Marie, le pain azyme, les purées de légumes, permettent de ne percevoir aucun goût particulier.

Il existe une forme plus agréable, c'est la glande desséchée enfermée dans des capsules de gélose. M. le professeur Dieulafoy a employé ce mode d'administration chez le malade dont nous relatons l'observation ; il n'a que l'inconvénient d'un prix assez élevé.

Mais il y a des cas où l'intolérance gastrique est absolue et où tous les aliments sont vomis. On doit alors employer les plus grandes précautions pour alimenter les malades, et il serait très imprudent d'introduire dans l'estomac une substance active qui pourrait provoquer les vomissements.

Les petits lavements de 50 à 100 grammes contenant en suspension la pulpe hachée sont alors indiqués. Nous n'avons encore vu aucun cas de cette nature, mais nous n'hésiterions pas à employer ce moyen. Lisser (1) a traité deux cas de diabète par des lavements de pancréas finement haché, et a pu constater par ce moyen une amélioration plus sensible que par l'ingestion gastrique. Celle-ci, en effet, est très désagréable au goût et provoque le vomissement ; en outre, elle fait intervenir le suc gastrique qui peut affaiblir l'action du pancréas.

1. *Presse méd.*, 1894, p. 24, analyse de Brøldo.

Nous avons vu, d'après les expériences d'Oliver et Schafer, et d'après les phénomènes généraux produits par l'ingestion, que cette action du suc gastrique n'a pas lieu sur le tissu surrénal.

Comme les addisoniens ont très facilement de la diarrhée, il y aura lieu d'opiacer ces lavements.

On pourrait dire que les bénéfices retirés de ce traitement sont encore à l'étude. Néanmoins, ceux qui ont été constatés jusqu'ici permettent de fonder des espérances sérieuses pour l'avenir.

Cette assertion peut sembler un paradoxe de notre part, puisque notre malade est morte. Mais nous avons vu que cette mort avait la physionomie d'une intoxication aiguë après la cessation du traitement. L'amélioration était très sérieuse dans les six dernières semaines, où le traitement avait été ininterrompu.

L'organisme, habitué à une action antitoxique artificielle, n'a pas réagi normalement à l'auto-intoxication quand celle-ci a repris son ancienne importance, et c'est après une accumulation d'une semaine que s'est produite l'inhibition et la mort.

Si nous rapprochons les diverses observations, nous voyons plusieurs phénomènes imputables au traitement.

La tension vasculaire (1) et la diurèse ont été relevées, du moins dans tous les cas où on les a examinées. Chez notre malade, la diurèse a toujours été suffisante. Mais dans les trois cas de M. Marie, on voit bien clairement que

1. On se rappelle l'action vaso-constrictive des extraits surrénaux.

la quantité d'urine, faible d'abord, est rapidement mon-
tée.

Dans ces mêmes cas, le pouls a augmenté de rapidité
et de tension. Les observations II, V et VI montrent un
remarquable rapport de coïncidence entre le chiffre du
pouls et la prise de médicament. Nous avons pu montrer à l'aide du sphygmomanomètre cet accroissement de
la tension. Nos quatre mesures ont été prises par nous-
même, dans les mêmes conditions, au même endroit de
l'artère radiale droite ; et chaque mesure a été répétée
plusieurs fois de suite.

Le douzième jour du traitement, l'état général était encore mauvais ; l'instrument indiqua une pression de douze
millimètres de mercure.

Le vingt-neuvième jour, la malade en meilleur état,
supportait bien une dose de trois grammes. La pression
était de 17.

Le quarante-cinquième jour, après le premier voyage
au laboratoire de la Faculté, la fatigue était assez considérable. La pression était descendue à 13.

Enfin le soixante-onzième jour, l'état général était
très satisfaisant et l'amélioration sérieuse. Aussi la pression se trouva-t-elle remontée à 18.

Nos observations montrent une grande diminution de
l'asthénie. Les trois malades de M. Marie se trouvèrent
suffisamment améliorés sous ce rapport et demandèrent
leur départ. Celui de M. Dieulafoy, qui à son entrée
semblait profondément découragé, reprit son travail deux
fois, et allait encore le reprendre quand il nous fut présenté. Nous savons quels inconvénients accompagnent

presque toujours cette reprise du travail : la fatigue fait de nouveau apparaître l'intoxication.

Celui de M. Béclère travaille aujourd'hui sans fatigue, son état étant toujours surveillé.

Enfin, chez notre malade, nous avons directement, presque mathématiquement, montré l'augmentation de la résistance à la fatigue au moment où l'amélioration était vraiment sérieuse.

L'augmentation du poids du corps a aussi été signalée.

Au début du traitement, notre malade pesait 45 kilogr. Le vingt-neuvième jour elle atteignit 46 kilogr. ; le soixante-cinquième jour, 47 kilogr. 700 ; et enfin le quatre-vingt-sixième jour, 48 kilogr. 500.

La première malade de M. Marie n'augmenta que d'un kilogr. pendant son séjour ; mais les deux hommes eurent un progrès plus sérieux, le premier de 5 kilogr. 400, le deuxième de 3 kilogr.

Quant à celui de M. Dieulafoy, on eût pu dire qu'il engraissait à vue d'œil. A mon second séjour, il pesait 48 kilogs à l'entrée et 61 à la sortie ; au dernier séjour, qui précéda le jours où nous l'avons vu, il pesait 50 kilogs 500 à l'entrée et 60 à la sortie.

On peut nous objecter que ces améliorations de l'asthénie et du poids seraient imputables au repos de l'hôpital. Mais nous pouvons faire observer que si l'on prend par groupes tous les cas qui ont été traités auparavant dans les hôpitaux, on n'aura guère de chance d'en trouver six de suite qui aient été améliorés par le repos seul. Nous savons bien qu'on observe quelquefois des rémissions, mais elles sont rares, et il est difficile d'admettre que les seuls cas qui ne nous aient pas échappé soient des cas à rémissions.

En somme, c'est ici le pourcentage qui favorise notre opinion ; qu'on se reporte aux traités antérieurs à 1894 où l'on disait que le pronostic est toujours fatal et la marche presque toujours progressivement aggravée.

Avons-nous le droit de dire que les addisoniens pourront être guéris par le traitement ? (1).

Nous ne le croyons pas encore, si l'on entend par guérison la restitution *ad integrum* de toutes les fonctions normales de l'organisme.

L'insuffisance surrénale est presque toujours la conséquence d'une lésion grave ; ce n'est pas une suppléance artificielle au produit de la fonction qui pourra refaire l'organe détruit. En admettant que cette destruction soit complète, comme nous savons que d'après Canalis et Stilling la régénération n'aura pas lieu et que les glandules accessoires, si toutefois elles s'hypertrophient, n'auront qu'une minime importance, nous croyons que notre suppléance sera indéfiniment nécessaire à la conservation de la vie.

Si, au contraire, il reste un peu de parenchyme surrénal sain, le traitement lui donnera le temps de subir plus ou moins lentement une hypertrophie compensatrice, et celle-ci, lorsqu'elle sera suffisante, équivaudra peut-

1. On n'a cité jusqu'ici qu'un nombre extrêmement petit de guérisons spontanées. Selon plusieurs auteurs, l'authenticité aurait besoin d'en être vérifiée.

être à une restitution *ad integrum*; l'avenir seul pourra nous éclairer sur la valeur de cette compensation.

Pourtant le cas de M. Béclère, d'après ce que nous en savons, semble donner raison à cette supposition : le sujet ne continue pas de traitement et l'état général se maintient.

Peut-être s'est-il produit dans ce cas le phènomène constaté par M. Caussade, de l'hypertrophie sous l'action des injections (car le malade en a reçu un certain nombre). Mais ce n'est qu'une hypothèse. Si quelqu'un nous proposait de provoquer l'hypertrophie par des injections de toxine pyocianique de Charrin, nous n'en serions pas autrement étonné.

Mais nos trois premières observations nous montrent que la cessation du traitement a de graves inconvénients ; elle a entraîné la mort dans le premier cas ; une rechute dans le second, qui n'a pu être suivi ; et deux rechutes des plus caractéristiques dans le troisième.

Concluons donc de ces observations que, par une mesure de prudence justifiée, le traitement devra être continué, comme celui des myxadémateux, par une ration d'entretien nécessaire (1).

Il est bien entendu que le traitement symptomatique ne devra pas être négligé, et que chaque phénomène pénible sera combattu directement pour soulager le malade.

Toutes les idées que nous venons de développer sont contenues dans cette phrase du professeur Landouzy :

1. Conclusions de la thèse d'Epelbaum.

« Que s'il n'appartient pas plus à l'opothérapie qu'à nos
médications usuelles d'aider nos viscères à revenir organiquement *ad integram*, il n'est pas interdit au médecin
qui pense pathogéniquement de faire appel à des tissus
et à leurs fonctions de vicariance ; il ne lui est pas interdit de demander à un tissu de renfort de tenir le rôle
fonctionnel du viscère adultéré » (1).

1. Landouzy, *loc. cit.*

OBSERVATIONS

OBSERVATION I (personnelle).

Alexandrine M..., femme P..., 35 ans, brocheuse. Entrée le 3 janvier 1897, salle Axenfeld, nᵒ 12.

Antécédents héréditaires :

Père âgé de 72 ans, bien portant, mais amputé d'une jambe il y a deux ans, à la suite d'un « *dépôt* » qui l'a fait beaucoup souffrir pendant un an.

Mère bien portante.

Frères et sœurs : quatre bien portants ; quatre morts en bas-âge d'une affection inconnue.

Mari mort à 40 ans, d'une cyrrhose éthylique, et après des hémoptysies qui ont fait porter le diagnostic de tuberculose pulmonaire d'une durée d'un an.

Antécédents personnels :

Pas de maladie d'enfance ; un peu d'anémie pendant l'adolescence.

Réglée à 15 ans, la malade a eu une fille à 19 ans, encore actuellement bien portante. Pas de suites de couche.

Pendant six ans (1889-1895), habitation dans un appartement précédemment occupé par une femme en évolution de tuberculose pulmonaire, dans un état assez grave au moment du changement de domicile.

Récemment, un rhume, d'une durée de plusieurs mois, a été suivi de toux habituelle l'hiver. Pas de traitement particulier.

Maladie actuelle :

La malade, qui n'attache aucune importance aux quelques remarques ci-dessus indiquées, attribue sa maladie aux violents chagrins qu'elle a éprouvés à la mort de son mari, et aux ennuis matériels qui s'en sont suivis (1).

Au commencement du printemps de 1895, elle fut prise d'anorexie, mais non de dégoût alimentaire ; elle avait envie de manger et n'y pouvait parvenir. Peu de temps après, elle commença à souffrir des lombes et à se sentir faible ; en même temps, les personnes de son entourage remarquaient la couleur foncée que prenaient son visage et ses mains.

En juillet, la maladie a atteint un degré bien plus accentué qu'aujourd'hui. La mélanodermie était très considérable sur la figure et les mains, et de nombreuses taches auraient existé ailleurs.

L'état pulmonaire ne semble pas avoir été grave ; la toux était très modérée et inconstante.

Au début de l'automne survint une amélioration après un traitement tonique et un séjour à la campagne.

Au mois de décembre, eut lieu une arthrite : douleur aux genoux, craquements, station difficile parfois impossible, masses musculaires du mollet douloureuses. Le tout disparut au bout de six semaines, sans avoir influé sur l'état général.

État actuel (janvier 1896) :

L'entrée est due aux conseils du Dr Barbillon, l'état général n'étant pas suffisamment grave pour y déterminer la malade qui ne travaillait pas.

1. Plusieurs observations mentionnent cette cause étiologique occasionnelle. Peut-être, la dépression morale influe-t-elle sur le défaut de résistance organique (?)

Il n'y a pas un degré de faiblesse très accentué ; les muscles ont encore une certaine puissance. Mais la fatigue est très rapide ; l'épuisement arrive après des efforts insignifiants. L'asthénie musculaire est donc des plus manifestes.

L'amaigrissement est notable ; le poids du corps était de 60 kilogrammes avant la maladie, de 48 kilogrammes en novembre, de 45 kilogrammes le 17 janvier. Pourtant le faciès n'est pas émacié ; ce sont les membres et le tronc qui accusent cette diminution, bien que les seins ne soient pas déprimés.

L'état pulmonaire n'a rien de grave. La sonorité et le murmure vésiculaire sont normaux sur toute la hauteur des deux côtés. Les sommets seuls présentent à la fin de l'expiration, un certain caractère de rudesse, un peu ronflant à gauche, ayant à droite un timbre analogue à un léger frottement. Rien en avant.

Le cœur est parfaitement normal. La rapidité du rythme est seulement un peu augmentée par la fatigue. Mais le pouls est remarquablement faible.

Il n'y a pas de grandes douleurs, mais une sensation de courbature lombaire permanente pendant la station et la marche, et de pression épigastrique pénible après les repas ; cette dernière sensation se propage fréquemment en arrière du sternum, sans ressembler à l'angor pectoris.

Il n'y a presque jamais eu de vomissements, mais les nausées sont assez fréquentes. La digestion a toujours été bonne, sans diarrhée ni constipation. En somme, c'est un état tolérable pour une personne qui ne travaille pas, mais rendant toute occupation impossible.

Melanodermie. — C'est le symptôme le plus saillant ; il permettrait à un œil exercé de penser au diagnostic de prime-abord.

La face a une teinte générale légèrement mulâtre. Il y a une augmentation de cette teinte autour des lèvres, au bord inférieur du maxillaire, au-dessus des arcades sourcilières, en avant et en arrière des oreilles, sur toute la circonférence du cou avec prédominance en arrière où la teinte devient très foncée.

La partie supérieure du rachis, entre les omoplates, les plis axillaires, le sommet des deux coudes, le pli du coude droit, les mamelons et leurs aréoles, le raphé médian abdominal, le périnée et la vulve, toute la surface des fesses, les plis des jarrets, la face interne des genoux et des cou-de-pied sont colorés à des degrés divers. Des lésions de grattage aux deux régions sus-épineuses des épaules ressortent comme de courtes traînées brunes.

Il y a un degré très accentué de pigmentation à la face dorsale des *poignets* et des *mains*; la couleur est très sombre à chaque région articulaire, et sur les poignets ressortent des taches blanches non pigmentées d'apparence vitiligoïde.

La face palmaire est presque normale. Les ongles et les dents n'ont rien de particulier.

A la *muqueuse* buccale, on voit des taches bleuâtres sur le bord des deux lèvres, en plus grand nombre sur l'inférieure; sur la face interne des joues aux commissures et, plus en arrière, à la hauteur de l'interligne des maxillaires; à droite sur la coudure du maxillaire inférieur; sur la voûte palatine.

La muqueuse vulvaire est colorée en rouge violacé.

Traitement. — L'opothérapie s'impose, aussi bien que le diagnostic.

Les glandes fraîches de veau sont préférées.

16 et 17 janvier. — 0 gr. 80 centigrammes en un morceau entier. Aucun phénomène. Sommeil calme.

Pouls 90, température normale. Poids du corps 45 kilogrammes.

18 et 19. — 1 gr. 60.

20. — 2 gr. 50.

Aucun changement dans l'asthénie.

L'appétit est un peu réveillé, parce que la malade prend depuis deux jours de la viande crue, seule forme qui lui paraisse agréable.

21. — 2 gr. 50.

Quelque peu de douleur épigastrique. L'appétit est satisfaisant.

22. — 3 grammes.

La malade se plaint de gêne épigastrique et précordiale, sensation pénible par sa continuité, la nuit, mais n'allant pas jusqu'à la douleur ni la nausée. En même temps s'est manifestée une salivation abondante de très mauvais goût ; la bouche bave pendant le sommeil et tache le linge en jaune brunâtre (1).

23. — 3 grammes.

Même sensation, augmentée par la marche, calmée par le repos.

24. — Repos. Le malaise ne s'est pas reproduit. Poids 44 kilog. 300.

25. — L'asthénie n'ayant décidément pas diminué, on donne la capsule finement *hachée*, pour en augmenter l'activité, 1 gr. 60.

26 et 27. — La gêne épigastrique est reparue, simulant à peu près le vertige, empêchant la malade de manger et de dormir. Céphalée durant encore le matin.

28. — Repos. Le malaise a disparu.

Le pouls est toujours très faible. La tension artérielle donne 12 à l'hémodynamomètre.

29. — 1 gramme.

30. — Gêne plus accentuée, allant jusqu'à la douleur.

1er février. — Le malaise a disparu.

Arthrite sèche douloureuse des deux genoux ; craquements. Cette douleur contribue à empêcher la station et la marche.

Un vomissement ayant eu lieu à l'occasion d'une potion à l'extrait de quinquina et à la noix vomique, ce médicament est supprimé.

On donne 1 grammme de capsule hachée et aussitôt après on fait inhaler de l'oxygène.

1. Cette salive très colorée, peut-être pigmentée, n'a pas été examinée, le phénomène ne s'étant pas reproduit.

Poids 45 kilogrammes.

2 février. — Aucune sensation pénible ; bon état général, amélioration de l'énergie ; la malade attribue ce soulagement à l'oxygène, dont l'emploi sera continué tous les jours.

3. — 1 gr. 20. L'état satisfaisant continue.

5. — 1 gr. 40. La malade se lève un peu et reprend de l'appétit.

6. — 1 gr. 80. Gêne épigastrique très légère.

8 et 9. — 2 grammes. Poids 44 kilog. 300.

10. — 2 gr.20. Dans l'après-midi, une violente douleur abdominale de très courte durée, complètement calmée par le repos. Appétit le soir.

12. — 3 grammes. La malade déclare pouvoir se lever et marcher un peu sans fatigue ni douleurs ; les essais des jours précédents ont été encourageants.

13. — 3 gr. 25. L'anorexie semble avoir à peu près disparu.

Le pouls est amélioré et donne 17 à l'hémodynamomètre.

Poids 46 kilogr.

15. — 3 gr. 60.

16. — Dans la nuit du 13 au 14 et dans celle du 15 au 16, la gêne épigastrique est reparue, avec sensation d'étouffement rétro-sternal.

Les deux doses dépassant 3 grammes ont donc été trop fortes. Repos.

17. — 3 grammes. Aucun phénomène.

20. — 3 grammes. Cette dose, bien supportée ne sera plus dépassée.

La malade se trouve très satisfaite de son état, et sort tous les jours au jardin.

En plus de l'amélioration de l'asthénie et des phénomènes gastriques, on peut signaler un certain degré d'éclaircissement de la peau ; les assistants trouvent le visage plus clair. Mais, comme on peut faire la part de la suggestion, il ne faut tenir compte que des poignets, dont l'épiderme, dur, corné et desquamant, montre les parties vieilles, non encore tombées, colorées très fortement comme l'était toute la région au moment de l'entrée et formant, par leur coloration, comme des écailles sombres sur les parties récentes, plus claires.

22. — 3 grammes. Un léger point de côté à droite ayant attiré l'attention sur les poumons, on n'y trouve rien de nouveau. La fin de l'expiration est accompagnée de temps en temps d'un léger frottement râpeux. Rien autre d'anormal. Trois ventouses scarifiées font disparaître le point de côté.

24. — 3 grammes.

26. — La malade se rend à la faculté pour se prêter à l'expérience de l'ergographe. Le voyage en omnibus l'a un peu fatiguée et essouflée. Elle ne donne que 480 gramètres. Pourtant ses muscles sont encore puissants : par l'effort, sans travail, du bras sur une balance à ressort, elle donne au début une pression de 4250 grammes et après une minute de pression, 2650 grammes. M. Langlois lui-même ne donne pas un résultat beaucoup plus élevé : 5200 grammes au début et 2700 après une minute.

Restée debout quelque temps après ces deux expériences, elle est prise de fatigue générale rapide, essoufflement, accélération cardiaque, pouls extrêmement faible, cyanose, dilatation pupillaire. Le tout cède rapidement au repos et à une petite dose de spartéine.

27. — Elle est encore fatiguée et ne se lève pas.

28 et 29. — 3 grammes.

La fatigue du 26 influe encore sur l'état de dépression générale.

Tension artérielle : 13.

Poids 45 k. 700.

Manomètre à pression : main droite 24 kilogrammes ; main gauche 25 kilogrammes.

Du 1er au 5 mars, on donne chaque jour une boulette de viande crue préparée comme les capsules, pour que la malade ignore la cessation du traitement. Cette substitution a pour but de contrôler les effets immédiats de l'administration de la glande sur l'asthénie.

Un voyage à la faculté le 6 mars a été supporté sans aucune fatigue ; le travail de l'ergographe, un certain temps de station debout, le retour, n'ont occasionné aucune gêne. La malade se couche de bonne heure et se lève tard le lendemain, et ne se ressent absolument de rien.

La suppression du traitement n'a donc pas amené de résultat immédiat, comme dans le traitement thyroïdien.

Avec l'ergographe, elle n'a donné aucun résultat ; elle n'a pas compris la manœuvre avec l'appuie-main de M. Béclère, et a fait travailler tous les muscles fléchisseurs de la main et du poignet. Le graphique est donc sans valeur.

7 mars. — 3 grammes.

Du 8 au 17, chaque jour elle prépare elle-même et prend une capsule, ce qui fait un poids moyen de 2 grammes à 2 gr. 20 par jour.

18 et 19. — 3 grammes.

Du 20 au 30, une capsule par jour comme précédemment.

26. - L'amélioration est maintenant très satisfaisante. Ses sorties au jardin sont quotidiennes et dures toute l'après-midi.

Il n'y a plus aucun trouble gastrique.

La teinte générale de la figure semble vraiment s'éclaircir.

L'épiderme subit une légère desquamation furfuracée ; les joues, le tour de la bouche, le front et les tempes sont moins colorés, mais les autres parties du corps le sont tout autant, sauf les poignets qui ne présentent presque plus d'écailles sombres. Les taches vitiligoïdes existent toujours, mais sur un fond beaucoup plus clair que précédemment.

Le pouls se ressent du bon état général ; sa tension est de 18.

Dynamomètre à pression : main droite 26, main gauche 30, soit une augmentation de 2 kilog. à droite, et de 5 kilog. à gauche.

27. — Troisième voyage à la faculté, bien supporté sans aucune fatigue, même le soir et le lendemain matin.

Cette fois, la main est bien immobilisée par l'appareil que nous avons décrit. La courbe de fatigue est très régulière.

La fatigue des interosseux est acquise après 3 kilogrammètres, celle des fléchisseurs après 4490 grammètres. (Nous avons vu l'interprétation des chiffres).

Il y a donc un progrès incontestable dans la résistance à la fatigue.

Du 30 mars au 14 avril, à l'aide d'une mesure en verre jaugée, la malade prépare chaque jour exactement 3 grammes de capsules.

14 avril. — L'état général est très satisfaisant ; l'asthénie ne paraît plus, les promenades sont quotidiennes, l'appétit est bon, les troubles gastriques n'existent plus, l'état pulmonaire est excellent. Elle désire vivre au grand air et demande à quitter l'hôpital, promettant de continuer chez elle le traitement.

On l'envoie au Vésinet, avec une lettre pour le médecin résident.

Elle n'a pas montré cette lettre et n'a pas été soumise au traitement que M. Barth avait eu soin d'y indiquer.

Jusqu'au 20 avril, elle allait bien, sortant tous les jours au jardin.

Le 21 au matin, un léger embarras gastrique l'ayant inquiétée, on lui administra un purgatif salin.

Le soir, se sentant mal à l'aise, elle prévint ses voisines qu'elle pourrait se trouver mal, mais la nuit se passa sans incident.

Le 22, à 6 h. 1/4 du matin, elle poussa un cri, perdit connaissance, et aussitôt, fut agitée de mouvements convulsifs ; la bouche était écumeuse, mais la langue ne fut pas mordue. Quelques cris étaient poussés pendant les convulsions.

Le médecin appelé fit une révulsion active.

A 7 h. 1/4, la connaissance revint en partie. La parole était nette, mais il persistait un peu d'hébétude et de somnolence.

Il n'y avait aucune paralysie.

A 11 heures, la somnolence était croissante ; les membres inférieurs, quoique non paralysés, étaient faibles et leurs muscles rigides.

A midi, probablement à la suite d'une nouvelle crise convulsive, on trouva la malade tombée de son lit avec quelques contusions sans importance. La perte de connaissance resta définitive; le coma s'établit croissant et la mort arriva à 7 heures du soir.

L'autopsie ne put être faite; M. Barth et nous n'avons été prévenus que quelques jours plus tard.

Nous avons montré la physionomie toxique de cette mort. A notre avis, les toxines se sont accumulées, par suite de l'interruption du traitement, dans un organisme déjà habitué à une suppléance anti-toxique artificielle, et les accidents soudains se sont produits quand les centres cérébro-médullaires ont subi une influence inhibitrice.

OBSERVATION II (1).

Publiée dans la thèse d'Epelbaum.

Femme de 37 ans, blanchisseuse.

Entrée à l'Hôtel-Dieu, le 20 juin 1895, salle Saint-Jean, nᵒ 17.

Antécédents héréditaires. — Sans aucun intérêt.

Antécédents personnels. — Réglée à 14 ans. Les règles sont devenues irrégulières depuis le début de la maladie.

Mariée à 19 ans. Une fausse couche, trois enfants morts de méningite en bas-âge.

Aucune maladie infectieuse, ni syphilis, ni paludisme.

Pas de travail *au soleil*; toujours dans un lavoir.

Maladie actuelle. — Début après un accès de colère subite, en 1893 (2).

1. Due à l'obligeance de M. P. Marie.

2. Même remarque qu'à l'observation précédente.

Depuis, faiblesse et fatigue facile, la forçant souvent de garder la chambre.

Chaque jour, maux de tête, *vomissements*.

De temps en temps, rémission de quelques jours permettant le travail, puis reprise des mêmes accidents.

En octobre 1894, abandon définitif du travail.

A la même époque, apparition de la coloration foncée de la face, en large placard diffus. En janvier 1895, coloration des mains ; plus récemment, deux placards limités aux plis des coudes.

Etat actuel. — (20 juin 1895).

Pigmentation, analogue à la couleur du café au lait.

Sur le front, coloration diffuse, un peu irrégulière dans son intensité.

Sur les joues, larges placards uniformes, arrêtés brusquement en avant des oreilles où la peau est normale.

Ailes du nez un peu moins colorées.

Paupières encore moins que le nez.

En général, cette coloration n'est pas uniforme ; on voit de petits points noirâtres tranchant sur le fond.

Coloration faible au cou, visible par sa limite inférieure en collier.

A chaque pli du coude, un petit placard bien limité.

Pas d'autre tache de pigmentation.

Rien dans la bouche. La vulve n'est pas examinée.

Etat général. — Faiblesse généralisée, fatigue rapide de tout le corps, empêchant la marche et la station, accompagnée de douleurs vagues disséminées. Maux de tête fréquents.

De temps à autre, gastralgies violentes, spontanées, revenant plusieurs fois par jour, sans coïncidence avec la fatigue.

Depuis l'entrée à l'hôpital, pas de vomissements, ni de diarrhée.

Foie douloureux à la pression, débordant les fausses côtes. Rate grosse, non douloureuse.

Cœur normal comme volume et comme fonctionnement.

Pouls faible, petit, difficile à compter, mais sans intermittences.

Poumons à sonorité normale. Murmure vésiculaire un peu diminué à gauche, mais aucun signe de tuberculose.

Un rhume, il y a quelques semaines, a duré peu de temps.

Région rénale un peu douloureuse spontanément, mais non à la pression ni par la marche.

Urines, deux à trois litres par vingt-quatre heures. Densité 1021. Dépôt de phosphates. Ni sucre, ni albumine, ni pigments biliaires. Probablement un louche de peptone.

Règles irrégulières, d'abondance excessive.

Sensibilité normale, réflexes normaux.

Douleurs fréquentes à l'épigastre, l'hypochondre droit, l'épaule droite, les lombes, la douzième côte et les espaces intercostaux voisins.

Quelques vertiges, étourdissements, tintements d'oreilles.

Traitement. — Capsules décortiquées, ingérées dans du bouillon ou des pommes de terre.

21 et 22 juin. — 1 gramme.

Pas de fatigue ; sommeil les deux nuits, contrairement à l'habitude.

Pouls augmenté (76 le 20, 84 le 22), moins faible.

23. — Repos.

24 et 25, 1ᵉʳ. — Pouls, 96, urine 2 litres 700.

26 et 27. — Diarrhée. Pouls et urine faiblis.

28. — 1 gramme. Pouls 80, urine 2 litres 200.

La malade se sent reposée et demande sa sortie. On n'a constaté jusqu'ici que l'influence du médicament sur le pouls et la diurèse. La diarrhée a nui au progrès. Poids 71 kilogs.

Elle revient le 22 juillet, avec mêmes symptômes de faiblesse et douleurs. Elle a perdu 600 grammes de poids (70 kil. 400).

23 juillet. — 0 gr. 50 de capsule, vomie une heure après. Mal à l'aise jusqu'au soir.

Pouls 76.

24. — Pouls 84 ; urine 1 litre 90. Pas d'amélioration.

25. — 0 gr. 50 dans du bouillon ; vomie une heure après. Malaise persistant.

Pouls 88 ; urine 2,70.

26. — Pouls 80 ; urines 2,150.

27. — Pouls 84 ; urines 2,150. Etat plus satisfaisant.

29. — Poids 71 kil. 400. Augmentation de 1 kilogr., qu'on ne peut mettre sur le compte du traitement.

0 gr. 25 de capsule dans du pain, bien tolérée.

30. — 0 gr. 25. Etat général meilleur.

Pouls 80 ; urines 2, 300.

31 juillet, 1er et 2 août. — 0 gr. 25. Bon état général, ni fatigues ni douleurs ; bon appétit. Pouls 90 ; urine 2,350.

3 août. — 0 gr. 23. Pouls 78 ; urines 1,300.

A cause de cette diminution, malgré le bon état général, le traitement est suspendu deux jours.

6. — 0 gr. 25. Pouls 92 ; urines 2,800. Cette augmentation coïncide avec une notable amélioration des symptômes, mais la pigmentation n'a pas varié.

7. — Pouls 90 ; urines 2,900. La malade se trouve suffisamment remise et demande sa sortie. On l'a mise au courant du traitement, mais on n'en a plus eu de nouvelles.

Dans ce cas, on a vu la tension artérielle et le pouls deux fois fléchis par un accident (diarrhée et vomissement), deux fois relevés par le traitement.

L'état général n'a été réellement amélioré que quand le traitement a pu être suivi six jours *de suite*.

Observation III

D'un malade présenté le 27 février 1896 par M. le professeur Dieulafoy
à son Cours de Pathologie à la Faculté de Médecine (1).

G... Gustave, 29 ans, garçon de magasin.

A l'automne 1894, il commença à sentir une grande faiblesse et un brisement général et à souffrir du ventre. Le repos corrigeait vite ses malaises, qui reprenaient après chaque journée de travail.

La pigmentation n'apparut un peu qu'en novembre 1894, et ne s'établit qu'au milieu de 1895 telle qu'elle est maintenant.

Le jour de la présentation nous voyons un homme d'apparence bien constitué, mais dont la figure indique la fatigue. Sa face présente un masque de mulâtre clair, laissant une bande blanche à la base des cheveux, ce qui a souvent été constaté. Ce masque est à peu près uniforme sur toute sa surface.

La partie supérieure du dos, les mamelons, les cicatrices d'une vaccination sans succès, le sommet des coudes et la partie antérieure des genoux sont seuls un peu colorés. Les piqûres d'insectes resteraient apparentes, et la verge présenterait aussi une petite tache à la partie dorsale.

La bouche est caractéristique : le bord extérieur des lèvres et le côté interne des commissures, la face externe des deux gencives, présentent de nombreuses taches bleuâtres.

Il souffre beaucoup des vomissements et de la diarrhée, qui son presque constants et qui l'ont décidé à abandonner tout travail depuis le mois de mai 1895, et à se présenter à l'hôpital.

1. Nous remercions M. le professeur Dieulafoy de nous avoir autorisé à publier cette partie de son cours.

Nous avons pu directement interroger cet homme.

Dans un premier séjour, jusqu'au 14 juillet, il a reçu tous les deux jours 1 centimètre cube d'extrait surrénal en injection.

Le repos, joint au traitement, a fait disparaître les vomissements et la diarrhée (1). L'asthénie s'est améliorée peu à peu, et il a demandé à quitter l'hôpital pour reprendre son travail.

Il est encore revenu deux fois en deux mois, le travail lui faisait perdre tout le bénéfice de l'amélioration.

En septembre 1895, on a recommencé les injections, puis, devant une légère menace de lymphangite qui n'a eu aucune suite, on a eu recours à l'ingestion de globules de gélose contenant 0 gr. 10 centigrammes de glande surrénale desséchée.

Il prend quatre de ces globules par jour.

L'amélioration a été aussi rapide que la première fois et le poids, de 48 kilogrammes à l'entrée, a été rapidement porté à 61 kilogrammes.

La reprise du travail fut une seconde fois suivie de rechute, et dans un troisième séjour, du 5 décembre 1895 jusqu'au mois de février 1896, le même traitement persévérant a fait de nouveau disparaître asthénie, vomissements, diarrhée, et a porté le poids de 50 kil. 500 à 60 kilogrammes.

En même temps l'huile de foie de morue avait été administrée à cause de l'apparition de tuberculose pulmonaire au début.

C'est à la fin de ce troisième séjour que le malade a été présenté à la Faculté.

Ce qui ressort de cette observation, c'est la stimulation de la nutrition générale sous l'influence du traitement, et le retour des accidents identiques aux premiers par la reprise du travail.

Cet homme sera vraisemblablement obligé de ne pas interrompre le traitement à sa sortie de l'hôpital et de le continuer indéfiniment.

1. L'opium a été employé dans les premiers jours.

OBSERVATION IV

Résumé très succinct d'une observation encore inédite de M. Béclère [1]

Garçon boucher de 24 ans, suspect de tuberculose pulmonaire, mais sans signes physiques certains.

Début de la maladie au milieu de l'année 1893 par une asthénie croissante.

Au commencement de 1894, le malade s'aperçoit de la pigmentation de la peau, puis au mois d'août, le Dr Béclère constate la pigmentation de la muqueuse buccale, assiste à l'apparition des douleurs lombaires, des troubles gastro-intestinaux avec prédominance des vomissements, aux progrès rapides de l'asthénie et de l'amaigrissement, et, d'après les allures pour ainsi dire galopantes de l'affection, le pronostic lui semble *fatal à brève échéance*.

A l'hôpital temporaire du bastion 29, le Dr Béclère soumet le malade à un traitement que facilite le voisinage de l'abattoir de la Villette. Du 18 octobre au 15 novembre 1894, il lui fait quotidiennement ingérer des capsules surrénales crues et hachées de mouton, de bœuf et de veau, en moyenne deux capsules par jour.

Du 16 novembre 1894 au 4 mars 1895, il substitue à l'ingestion des injections sous-cutanées de suc surrénal aseptiquement préparé suivant la formule de Brown-Séquard et d'Arsonval [2]. Le malade en reçoit de 1 à 2 centimètres cubes par jour ; au total, en tenant compte des interruptions, 50 centimètres cubes.

1. M. Béclère, que nous remercions de nous avoir communiqué cette très intéressante observation, se réserve de la publier avec tous détails, mais diffère cette publication pour bien s'assurer de la persistance de la guérison.

2. Extrait hydro-glycériné.

Une amélioration notable succède à ce traitement. La force musculaire, mesurée au dynamomètre, qui était descendue à 15 kilogrammes, remonte vers la fin du mois de mars 1895, à près de 100 kilogrammes. En même temps les douleurs lombaires et les vomissements disparaissent, le poids augmente avec les forces, la pigmentation des téguments pâlit et s'efface.

En résumé, le malade guérit, et la guérison persiste *depuis un an et demi*, si bien que, de patient secouru par l'assistance publique, il est devenu un des fonctionnaires subalternes de cette administration, et s'acquitte au mieux de fonctions assez fatigantes.

Cette observation est le seul cas de guérison véritable que nous ayons pu trouver. Peut-être en aurait-on davantage si l'on pouvait toujours ainsi garder les malades et ne les point perdre de vue. Nous répétons, en outre, que c'est à ce cas que revient la priorité.

Observation V

De M. Marie (1).

Cette observation et la suivante ne sont prises que pour contrôle. Elles ont trait à des individus sans valeur morale, dont toutes les affirmations doivent être tenues pour suspectes.

M. S. J..., 26 ans, entré à l'Hôtel-Dieu, le 8 juin 1895.

Antécédents héréditaires. — Père et mère morts de la poitrine.

Antécédents personnels. — Epilepsie depuis l'âge de 12 ans. Scarlatine à 13 ans. Paludisme à 21 ans. Bronchite aiguë à 22 ans. Rhumatisme aigu à 23 ans. Dysentérie à 24 ans (1893).

1. Publiée dans la thèse d'Epelbaum.

Il se sent affaibli depuis 1891. Les premières taches paraissent sur le cou en 1893, puis sur les commissures des lèvres, et s'élargissent. lui valant le surnom de « chocolat ».

Examen à l'entrée. — Signes de tuberculose au début. Pas de bacilles dans les crachats.

Cœur un peu hypertrophié. Rate hypertrophiée.

Fièvres paludéennes tous les 15 à 30 jours, avec vomissements.

Dans l'intervalle ni diarrhée ni vomissements.

Pigmentation. — Plaques brunâtres sur le front, séparées des cheveux par un liseré blanc net ; tout le tour du visage est coloré.

La face dorsale des deux mains, les cicatrices vaccinales, aisselles. creux poplités, organes génitaux, présentent une coloration intense.

Asthénie et lassitude extrême par le travail, accompagnée de dyspnée et de point de côté.

Dynamomètre : 38 à gauche, 27 à droite.

Plusieurs efforts de suite sur l'instrument l'épuisent rapidement.

Poids 69 kilogrammes.

Traitement. — 9 juin. — 2 grammes. Douleurs d'estomac 3/4 d'heure après.

Du 10 au 13. — 2 grammes. Le pouls s'élève de 58 à 84, l'urine de 2000 à 3800.

Poids 71 kilogrammes. Etat général meilleur.

14. — Abaissement considérable du pouls (56) discordant avec une grande quantité d'urine (4000). Névralgie de la nuque et du vertex.

Le traitement est suspendu jusqu'au 18, où la concordance se rétablit.

19. — 1 gramme. Pouls 64 ; ur. 1200.

Poids 71 kilogrammes. Etat général meilleur.

Dynamomètre : gauche 42, droit 32.

Plusieurs efforts l'épuisent moins rapidement.

Du 21 au 24, 1 gramme. Le pouls s'élève de 64 à 80. l'urine de 1600 à 2600.

Du 25 au 3 juillet, discordance. Suspension.

3 juillet. — Immédiatement après la prise de la capsule, gastralgie intense, céphalée, étourdissements. Epistaxis le soir.

12. — 1 gramme. Phénomènes anormaux disparus. Augmentation de la diurèse et du pouls.

Du 14 au 19, fièvre paludéenne.

19. — L'accès est terminé. Dynamomètre : gauche 42, droit 32. Il s'épuise beaucoup moins vite.

Du 20 juillet au 14 août, chaque jour 0 gr. 50 de capsule. Le pouls et la diurèse augmentent régulièrement.

L'asthénie est très diminuée, les autres symptômes à peu près disparus. Le malade demande à sortir pour travailler.

OBSERVATION VI

De M. Marie.

Pal... Bertrand. Entré à l'Hôtel-Dieu, le 14 mai 1895.

Pendant son service au Soudan en 1887, subit une première atteinte de fièvre paludéenne. Il continua néanmoins à servir en Algérie, puis à Saïgon, avec des accès réguliers de fièvre.

En janvier 1894 parurent quelques renvois et douleurs d'estomac ; quelques semaines après, la coloration du visage était manifeste. Dans le même mois l'asthénie musculaire fit de rapides progrès.

Le diagnostic a été fait à Saïgon le 4 juillet 1894, et le sujet fut renvoyé à Paris le 25 janvier 1895.

Dans un premier séjour chez M. Strauss, la toux avait pris une certaine importance. L'examen des crachats, fait par l'interne, aurait donné lieu à un traitement dans une salle de tuberculeux.

Le traitement organothérapique a été commencé chez M. Marie le 27 juin.

Du 27 au 30, 2 grammes. Le pouls s'élève de 84 à 100, l'urine de 1300 à 2300.

Suspension les 31 et 1er juin ; le pouls retombe à 80, l'urine à 1100.

Du 2 au 13, 2 grammes. Le 13, 3 grammes.

Le pouls est relevé. Mais un frisson et un accès de fièvre palustre interrompent le traitement.

Celui-ci est repris le 19 ; chaque jour 1 gramme jusqu'au 24 où a lieu un nouvel accès de fièvre.

Pendant les deux accès, aux rémissions, le pouls tombe à 82 : pendant la reprise du traitement il est monté à 88. La diurèse a suivi cette marche très parallèlement.

Le poids était de 63 kilogrammes à l'entrée et de 65 k. 300 à la sortie.

Le malade a quitté le service, affirmant qu'il se sentait amélioré, puis il s'est adressé à d'autres médecins, disant qu'il n'avait retiré aucun bénéfice de son séjour à l'Hôtel-Dieu. Cette mauvaise foi doit faire considérer comme douteuses toutes ses affirmations.

Nous avons revu cet homme au Val-de-Grâce, où M. le professeur du Cazal a eu l'amabilité de nous introduire.

Il n'a plus suivi qu'un traitement symptomatique, et se trouve encore asthénique. Pourtant son énergie musculaire a un peu augmenté. Il donne 28 kilogrammes au dynamomètre, et n'en donnait que 18 en 1895.

Ces deux hommes ont présenté le phénomène intéressant d'une asphyxie locale des doigts aux moments où pendant le traitement, la diurèse devenait insuffisante. La coïncidence de cette asphyxie et de la faible quantité d'urine a été, dans les deux cas, le signal de chaque suspension de traitement.

Le dernier prétend avoir souffert de cette asphyxie locale pendant longtemps ; mais, nous le répétons, il y a lieu de n'accepter que sous réserve ses affirmations, et, quand nous l'avons vu, il ne présentait aucune trace d'anomalie des doigts.

Aussi ne donnons-nous ces deux observations que pour montrer le rapport entre l'action du traitement et le nombre des pulsations qui, certes, ne peut pas être simulé.

CONCLUSIONS

1° L'opothérapie surrénale chez les addisoniens est légitime.

On est en droit d'en attendre de très sérieux résultats.

2° L'ingestion de glandes fraiches, de préférence celles de veau ou d'animaux très jeunes, doit être actuellement préférée à l'emploi des injections, au moins jusqu'à ce que l'on connaisse exactement la nature et les effets des extraits surrénaux.

3° Les doses doivent être progressives pour établir l'accoutumance, et diminuées aussitôt que se manifestent des symptômes d'intolérance. La moyenne, pour les doses définitives, est de 1 à 3 grammes.

4° Le traitement devra être continué très longtemps peut-être indéfiniment.

Vu par le président de la thèse,
LANDOUZY.

Vu : le doyen,
    BROUARDEL.

Vu et permis d'imprimer :
Le vice-Recteur de l'Académie de Paris,
GRÉARD.

BIBLIOGRAPHIE

Le lecteur qui désirera faire une étude complète de la question devra consulter les index bibliographiques, très étendus, des thèses de Pettit (Faculté des sciences, Paris, 1896), Mahé (Paris, 1894), Arren (Paris, 1894) et Guay (Paris, 1893).

Nous donnerons à part la liste des travaux de Langlois et d'Abelous, travaux qu'il est indispensable de consulter entièrement.

ABRÉVIATION : C. S. pour capsules surrénales.

ABÉLOUS. (Voir plus loin).

ALBANÈSE. — La fatigue chez les animaux privés de C. S. Arch. ital. de biol. Turin, 1892, XVII, p. 238.

— Recherches sur la fonction des C. S. Ibid., 1893, XVIII, p. 49.

ALEXANDER. — Untersuchungen uber die webennieren und ihre Beziehungen zum nervensystem. Thèse de Fribourg, 1891, in Beitrage zur path. anat., 1891, Bd. XI, p. 145.

AUGAGNEUR. — Société des sciences méd. de Lyon, 1892.

BALLET (GILBERT) et EURIQUES. — Des effets de l'hyperthyroïdisation expérimentale. Médecin mod., 28 déc. 1895.

BARDIER. — Historique général du rôle antitoxique des organes. Presse méd., 1896, p. 309.

BARTHÉLEMY. — Deux cas de mélanodermie, de symptomatologie semblable mais de causalité différente. Ann. de dermatol. et de syphiligr., 1895, p. 351.

— Discussion sur la communication de M. Darier. Ibid., 1895, p. 470.

BATES. — L'extrait de C. S. dans les affections oculaires. New-York med. journ., 16 mai 1896.

BEAVEN RAKE. — Maladie d'Addison associée à la syphilis et à la lèpre chez un Hindou. The Lancet, 1889, p. 214.

BOINET. — Recherches expérimentales sur les C. S. Congrès français de méd. interne. Lyon, 27 octobre 1894.

— Résultats éloignés de 75 ablations des deux C. S. Soc. biol., 1895, p. 162.

— Résistance à la fatigue de rats décapsulés depuis longtemps. Ibid., p. 273 et 325.

— Ablation des capsules vraies et accessoires chez le rat d'égout. Ibid., p. 498.

— Actions comparées de la fatigue et de la décapsulisation sur la toxicité des extraits musculaires du rat. Ibid., p. 646.

— Recherches expérimentales sur la pathogénie de la maladie d'Addison. Deuxième congrès français de méd. int., Bordeaux, 10 août 1895.

— Maladie d'Addison expérimentale chez le rat d'égout. Soc. biol., 1896, p. 130.

— Résultats éloignés de 25 ablations. C. S. Ibid., p. 270.

— Action antitoxique des C. S. Ibid., p. 364.

BRAULT. — Traité de médecine de Charcot et Bouchard. Art. Maladie d'Addison.

— et PERRUCHET. — Sem. méd., 1892, p. 237.

Brown-Séquard. — Recherches expérimentales sur la physiologie et la pathologie des C. S. Arch. gén. de méd., 1856
VIII, p. 385, 572.

— Id. Comptes rend. Acad. des Sc., 1856., p. 412, 425.

— Recherches expérimentales sur la physiologie des C. S.,
Monit. des hôp. de Paris, 1856, IV, p. 857.

— Nouvelles recherches sur la physiologie des C. S. Ibid.,
1857. V, p. 139, 147.

— Nouvelles recherches sur l'importance des fonctions
des C. S. Journ. de physiol. de l'homme, 1858 4 p. 160-
173.

— et d'Arsonval. — Recherches sur les extraits liquides
retirés des glandes et d'autres parties de l'organisme,
Arch. de physiol., 1891, p. 491.

— Influence de l'extrait aqueux de C. S. sur les cobayes
presque mourants à la suite de l'ablation de ces organes. Soc. biol., 1892, p. 410.

— et d'Arsonval. — Nouvelles recherches sur les injections sous-cutanées et intra-veineuses d'extraits organiques. Arch. phys., 1893, p. 200.

— Influence heureuse de la stranslusion du sang normal
après l'extirpation des C. S. chez le cobaye. Soc. biol.,
1893, p. 467.

Carbone. — Neurine et C. S., 2e congrès internat. des sciences
méd. Rome, 1894.

Carnot et Mlle Deflandre. — Pigmentation dans les greffes
épidermiques. Soc. biol., 1896, p. 178 et 430.

Caspary. — Eruptions arsenicales. Arch. f. dermat. u. syph.,
1894, XXVI, p. 11.

Caussade. — Considérations sur la pathogénie de la maladie
d'Addison. Union méd., 1825, p. 301.

Sur les effets de l'injection sous-cutanée d'extraits de
C. S. chez les animaux. Soc. biol., 1896, p. 67.

CHARRIN. — (Voir plus loin avec Abelous et Langlois).

CHAUFFARD. — L'intoxication addisonienne. Sem. méd., 1894,
p. 74.

CHIPEROWITSCH. — Soc. méd. S. Petersbourg, 21 mars 1895.

CLARK. — Brit. med. journ., 1895, et Méd. mod., 1895, suppl.
p. 330.

COLASANTI et BELLATI. — La toxicité de l'urine dans la maladie
d'Addison, arch. it. biol., 1895, XXIII, p. 283.

CYBULSKI. — Recherches expérimentales sur les fonctions des
C. S. Gaz., lekarska, 23 mars 1895.

DARIER. — Deux cas de mélanodermie addisonienne, Ann. de
dermat., 1895, p. 464.

DE DOMINICIS. — Pourquoi l'extirpation des C. S. amène la mort
chez les animaux. Arch. phys., 1894, p. 810.

DUBOIS. — Note préliminaire sur l'action des extraits de C. S.
Soc. biol., 1896, p. 14.

— Des variations de toxicité des extraits de C. S. Arch.
phys., 1896, p. 412.

DUBREUILH. — Un cas de mélanodermie localisée. Ann. de derm.,
1891, p. 76.

FRAENKEL. — Conférence à la Soc. impér. et roy. de Vienne,
13 mars 1896.

FUSARI. — De la terminaison des fibres nerveuses dans les
C. S. des mammifères. Arch. it. biol., 1891, XVI, p. 262.

— Contribution à l'étude du développement des C. S. et du
sympathique chez le poulet et les mammifères. Ibid.
1893, XVIII, p. 161.

GLUZINSKI. — Toxicité de l'extrait des C. S. Wien. Klin. Woch.,
1895, n° 14.

GOURFEIN. — Sur une substance toxique extraite des C. S. Acad.
des Sc., 5 août 1895.

— Recherches physiologiques sur la fonction des glandes
surrénales. Rev. méd. de la Suisse romande, 1896,
p. 113.

GUIART. — Etude sur la glande thyroïde, dans la série des vertébrés. Steinheil, Paris, 1896.

JACCOUD. — Dict. de méd. et de chir. prat., 1866.

KALINDERO et BABÈS. — Acad. de méd., février 1889.

LANCEREAUX. · Arch. gén. de méd. 1890.

LANDOUZY. — Cours de thérapeutique et de matière médicale,
in Presse méd, 1895.

LANGLOIS. — (Voir plus loin).

LISSER. — Traitement du diabète par des lavements de pancréas.
Presse méd., 1896, p. 24.

MARAGLIANO. — Maladie d'Addison. Riforma med., 4 déc. 1891,
n° 55.

MARINO-ZUCO. — Recherches chimiques sur les C. S. Arch. it.
biol., 1888, X, p. 325.

— Recherches sur la maladie d'Addison. Rif. med., 1892,
n° 62.

— Présence de la neurine dans le sang. Arch. it. biol. 1894,
XXI, p. 437.

MOSSO. — Le loggi della fatica. Atti d. R. Acad. dei Lincei, 1888.

MÜHLMANN. — Zur Physiologie der nebennieren. Deutsch med.
Woch., 25 juni 1896, p. 409.

MURRELL. — Case of Addison's disease treated unsuccessfully
with suprarenal capsules. Lancet, Lond. 1896, 1. 289.

OLIVER. — Addison's disease and its treatment by suprarenal
juice. Internal clin. Phila. 1894, p. 23.

— ET SCHAFER. — On the physiological action of extraits
of the suprarenal capsules. Journ. of physiolog, 1894.

Osler. — On six cases Addison's disease. Internat. M. Mag.
Phila., 1896, V., p. 3-11.

Pantanelli. — Saggio di ricerche sull' affaticamento musco-
lare. Il Policlinico, Roma. 1893. nº 1, p. 2.

— Sur la fatigue musculaire dans certains états pathologiques. Arch. it. biol., 1895, XXII, p. 17.

Pettit. — Sur le mode de fonctionnement de la glande surrénale. Soc. biol., 1895, p. 520.

— Action de la pilocarpine du curare, de la toxine diphtérique sur la glande surrénale., Ibid. p. 535.

— Recherches sur les C. S. Thèse de la Fac, des Sc. Paris
16 juin 1896.

Pilliet. — Pigmentation et hémorrhagies expérimentales des
C. S. Soc. biol., 1891, p. 97.

Pitres. — Communication au 2e congrès de méd. int. Bordeaux
10 août 1895.

Raymond. — De la pigmentation dans la maladie d'Addison,
Arch. phys., 1892, p. 129.

, — Soc. méd. des hôpit., 11 mars 1892.

Riehl. — Cas de mycosis fongoïde. Wien. Kl. Woch., 1893.

Roger. — Léisons des C. S. dans l'infection pneumo-bacillaire
Soc. biol., 1894, p. 52.

Rolleston. — The goulstonian lectures on the suprarenal bo-
dies. Brit. med. journ., 23 et 30 mars, 6 avril 1895.

Sacaze. — Syphilis avec syndrome addisonien Gaz. des hôp.
1895, p. 58.

Sakharoff. — Origine du pigment malarique et de l'hémoglobine. Presse méd., 1896., p. 215.

Schiff. — Estirpazione delle capsule soprarenali. Imparziale,
Firenze, 1863, p. 234.

Stilling. — Note sur l'hypertrophie compensatrice des C. S.
Rev. de méd. 1888, p. 459.

Thibierge. — Phtiriase. Soc. méd. des hôp. 1891.

Tizzoni. — Sur la physio-pathologie des C. S. Arch. it. biol. 1884,
V, p. 333 ; VI, p. 386.

— Ablation des C. S. chez le chien. Ibid., 1886, X, p. 372.

Velich. — Wien. med. Blœtter, 1896, n°ˢ 15 à 21.

Wurtz. — Manuel de méd. de Debove et Achard. Art. Maladie
d'Addison.

| Travaux d'Abelous, Langlois et Charrin.

1891. — Soc. biol., p. 792. A. et L. Note sur la fonction des C. S.
chez la grenouille.

— p. 885. A. et L. La mort de la grenouille après destruction des deux C. S.

1892. — Arch. phys., p. 269. A. et L. Sur les fonctions des C. S.
chez les grenouilles.

— p. 465. A. et L. Fonctions des C. S. chez les cobayes.

— p. 721. A., C. et L. La fatigue chez les addisoniens.

Soc. Biol., p. 465. A. et L. Action toxique du sang des mammifères, après destruction des C.S.

— p. 388. A. et L. Destruction des C. S. chez le cobaye.

— p. 490. A. et L. Toxicité de l'extrait alcoolique du muscle de grenouille privée de C. S.

— p. 623. A., L. et C. Maladie d'Addison. Tracès ergographiques. Diurèse par injection de C. S.

— p. 864. A. et L. Essais de greffe de C. S. sur la grenouille.

1893. — Arch. phys., p. 437. A. Contribution à l'étude de la
fatigue.

— p. 488. L. Destruction des C. S. chez le chien.

— p. 720. A. Rapports de la fatigue avec les fonctions des
C. S.

Rev. gén. des sciences, p. 273. A. Physiologie des glandes à sécrétion interne.

Soc. biol., p.444. L. Destruction des C. S. chez le chien.

— p. 700. L. et Chassevent. Des gaz du sang efférent des C. S.

— p. 812. L. ET C. Lésions des C. S. dans l'infection.

1894. — Arch. phys., p. 433. A. Toxicité du sang et des muscles d'animaux fatigués.

Soc. biol., p. 410. C. ET L. Action antitoxique du tissu des C. S. 2e Congrès internat. des sc. méd. Rome.

A. Rapports de la fatigue avec les fonctions des C. S.

— A. Sur la fatigue.

1895. — Arch. phys., p. 654. A. Action antitoxique des organes.
Soc. biol., p. 458. A. Id.

1896. — Soc. biol., p. 131. L. et C. Hypertrophie des C. S. par infection expérimentale.

— p. 262. A. et BIARNÈS. Hiérarchie des organes au point de vue du pouvoir oxydant.

— p. 578. A. Dosage des matières extractives réductrices dans les muscles.

— p. 708. L. et C. Du rôle des C. S. dans la résistance à certaines infections.

THÈSES

Chatelin. Strasbourg,	1859.	Guay. Paris,	1893.
Martineau. Paris,	1863.	Rouquès. Id.	1893.
Landois. Id.	1866.	Boudon. Bordeaux,	1893.
Schiehle. Strasbourg,	1867.	Dufour. Paris,	1894.
Hurlaborde. Paris,	1868.	Arren. Id.	1894.
Jeannin. Id.	1869.	Mahé. Id.	1894.
Guermonprez. Id.	1875.	Epelbaum. Id.	1895.
Lefèvre. Id.	1890.	Ihler. Id.	1896.
Grisel. Lyon, Id.	1892.		

TABLE DES MATIÈRES

H· JOUVE, imprimeur de la Faculté de médecine, 15, rue Racine, Paris

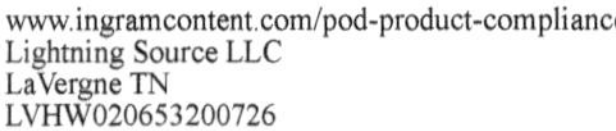